YA TENGO MI AIRFRYER, ¿Y AHORA QUÉ?

SABINA BANZO

YA TENGO MI AIRFRYER, ¿Y AHORA QUÉ?

Rocaeditorial •

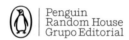

Primera edición: enero de 2025

© 2025, Sabina Banzo
© 2025, Roca Editorial de Libros, S. L. U.
Travessera de Gràcia, 47-49. 08021 Barcelona

Roca Editorial de Libros, S. L. U., es una compañía de Penguin Random House Grupo Editorial que apoya la protección de la propiedad intelectual. La propiedad intelectual estimula la creatividad, defiende la diversidad en el ámbito de las ideas y el conocimiento, promueve la libre expresión y favorece una cultura viva. Gracias por comprar una edición autorizada de este libro y por respetar las leyes de propiedad intelectual al no reproducir ni distribuir ninguna parte de esta obra por ningún medio sin permiso. Al hacerlo está respaldando a los autores y permitiendo que PRHGE continúe publicando libros para todos los lectores. De conformidad con lo dispuesto en el artículo 67.3 del Real Decreto Ley 24/2021, de 2 de noviembre, PRHGE se reserva expresamente los derechos de reproducción y de uso de esta obra y de todos sus elementos mediante medios de lectura mecánica y otros medios adecuados a tal fin. Diríjase a CEDRO (Centro Español de Derechos Reprográficos, http://www.cedro.org) si necesita reproducir algún fragmento de esta obra.

Diseño y composición: Rudy de la Fuente

Printed in Spain – Impreso en España

ISBN: 978-84-10096-92-9
Depósito legal: B-19250-2024

Impreso en Limpergraf
Barberà del Vallès (Barcelona)

RE 9 6 9 2 9

*A mi abuelo Miguel, que me enseñó que la suerte no existe, la suerte se consigue trabajando duro día a día. Gracias a él estoy logrando cumplir todos mis sueños.
A mis padres por apoyarme siempre en todos mis proyectos.
A mi madre en especial por haber limpiado la airfryer cinco millones de veces mientras hacíamos este libro.
Al AyudanThor por darme tantas ideas y buenos consejos.
Y a mi hijo por ser el motor de mi vida.*

ÍNDICE

Bienvenido al mundo de la airfryer 11
    ¿Qué es una freidora de aire y para qué sirve? 12
Básicos de cocina con la airfryer 14
    ¿Qué materiales puedo meter en la airfryer? 20
    Gadgets, ¿los necesito? 21
¿Cómo limpio la airfryer? 27
¿Qué pasa con los tiempos? 30

RECETAS

    Patatas 37
    Verduras 59
    Huevos 101
    Carnes 121
    Pescado y marisco 161
    Croquetas 189
    Pasta y pizza 203
    Hojaldre 219
    Picoteo con amigos 231
    Empanadillas 257
    Postres 269
    Panes 297

BIENVENIDO AL MUNDO AIRFRYER

Reconócelo, tú también has caído. Has visto tantos vídeos de recetas con la airfryer en las redes sociales que has sentido la necesidad imperiosa de hacerte con una. Y ahí la tienes, muerta de risa, ocupando espacio en la encimera de la cocina. «Si es que ni las patatas fritas me salen bien». Quizá ya has escuchado o estás a punto de escuchar algo así como: «Ya te lo dije, que iba a ser un trasto más». O tal vez es tu propio subconsciente el que se arrepiente de ese impulso que te hizo comprarla. No te preocupes, es normal, yo también he pasado por eso. Durante años lo único que hice con la dichosa maquinita fue calentar comida precocinada, preparar patatas fritas duras por dentro y calcinadas por fuera, y escuchar quejas del espacio que estábamos desaprovechando en la cocina.

Es totalmente cierto, la airfryer es un aparato del demonio si no se sabe utilizar. Por eso, como compartir es de guapas, a lo largo de estas páginas te voy a contar recetas, trucos, secretos y curiosidades para que saques el máximo partido a tu freidora de aire. Quiero que sea un libro del tipo «Todo lo que me hubiera gustado saber sobre las freidoras de aire y nunca me atreví a preguntar». Porque sí, ahora lo sé, la airfryer puede ser tu mejor amiga si la manejas con amor y cabeza. Es un aparato superversátil que te permite calentar, tostar, freír, hornear, gratinar, deshidratar y cocer un montón de alimentos prácticamente sin aceite.

Si este ejemplar ha llegado a tus manos, por favor, no lo guardes en la estantería con el resto de los libros de recetas. Déjalo en la cocina, la airfryer puede ser el mejor soporte. Consúltalo, escribe anotaciones, mánchalo de tomate (no demasiado, que luego se pegan las páginas). Te prometo que juntos vamos a conseguir que tu freidora de aire deje de ser un mueble y se convierta en tu electrodoméstico favorito.

¿QUÉ ES UNA FREIDORA DE AIRE Y PARA QUÉ SIRVE?

Parece obvio, pero creo que es necesario empezar por aquí. ¿Qué es una airfryer? ¿Un horno pequeño? ¿Una freidora que fríe sin aceite? Pues en realidad es eso y mucho más. Este pequeño electrodoméstico te va a permitir freír como si fuera una freidora convencional, asar, hornear o gratinar igual que un horno y también tostar como la tostadora, descongelar como el microondas, dorar como una sartén, etc. Digamos que es el electrodoméstico más versátil que puedes encontrar en el mercado y lo mejor de todo es que no vas a necesitar prácticamente nada de aceite para que tus platos queden crujientes y sabrosos. ¿Cómo es eso posible? Porque en su interior hace circular aire muy caliente a gran velocidad, con lo que los alimentos se fríen con escaso aceite. Siempre es necesario un poquito de aceite para conseguir esa costra crujiente y dorada en el exterior. El resultado: cocinar los alimentos en su punto perfecto en mucho menos tiempo que en el horno y sin gastar litros de aceite como en la freidora convencional.

Además de oro líquido, con la airfryer también vas a ahorrar energía, ya que consume bastante menos que un horno. Eso sí, su capacidad es menor (no todo iban a ser ventajas).

Si analizas un poco el mercado, vas a ver que hay mil modelos y marcas. Hacerse con una freidora de aire puede llegar a ser más complicado que comprar un coche. Si todavía no la tienes, yo no te voy a dar una marca o un modelo, prefiero que investigues y compres la que más vaya contigo. Pero una de las cosas que tienes que mirar es la capacidad. ¿Cuántos sois en casa? Si es para una o dos personas, con una de 2 o 3 litros es más que suficiente. Las familias pequeñas necesitarán 4 litros y las de 5 u 8 litros están pensadas para familias grandes.

Ten en cuenta que, a mayor capacidad, de más espacio debes disponer en la encimera, y bastantes cacharritos tenemos ya en la cocina. No obstante, piensa que con una pequeña puedes hacer la comida en varias tandas, ya que el cocinado suele ser bastante rápido, como vas a ver a lo largo de estas páginas.

BÁSICOS DE COCINA CON AIRFRYER

Ya hemos dicho que la freidora de aire, además de para freír sin aceite, sirve para asar, hornear, gratinar, calentar, descongelar, tostar, deshidratar, derretir, etc. Te lo voy a ir demostrando en las páginas que siguen, pero creo importante empezar por un básico que a partir de hoy te va a servir para siempre en la cocina: con tu freidora de aire puedes hacer muchas tareas para las que normalmente utilizas otros electrodomésticos, como el microondas, de forma automática.

1. Descongelar

Reconozco que soy de esas personas que no se fía nada del microondas para descongelar alimentos. Seguramente, porque no lo sé manejar bien, pero siempre termino con el filete o el pescado más cocinado que descongelado. Está claro que lo mejor para evitar que proliferen las bacterias y garantizar que el alimento está en perfecto estado a la hora de cocinarlo es sacarlo del congelador la noche anterior y dejarlo en la nevera para que se vaya descongelando poco a poco. Pero como a veces la vida nos pone en situaciones en las que necesitamos algo ya, es bueno tener estos recursos. Sobre todo si eres como yo, que cuando quedan treinta minutos para la cena todavía no sabes qué preparar.

No me mates, pero no te voy a dar tiempos o temperaturas exactos porque no sé qué es lo que quieres descongelar ni su tamaño o peso. Sí te voy a dar las herramientas para que seas capaz de hacerlo. Aquí la clave es programar la freidora de aire a baja temperatura, te diría que a partir de 50-60 °C y nunca superando los 100-120 °C. ¿Cuánto tiempo? Depende del grosor del alimento. No es lo mismo descongelar una pechuga entera que un filete fino. Mi consejo es que programes 10 minutos y vayas vigilando, incluso dando la vuelta a mitad de tiempo.

Hay alimentos precocinados que están preparados para meter en la airfryer sin descongelar. En ese caso, sigue las instrucciones de la bolsa, que seguro que no fallan.

Si tienes croquetas congeladas, yo lo que hago es ponerlas en la cesta y programar los 5 minutos de precalentado. Así se descongelan y ya, después, programo el tiempo necesario para que se doren por fuera.

Descongelar pan

En este caso, puedes conseguir resultados buenísimos, como si vinieras de la panadería con pan recién hecho. Yo te recomiendo poner unos 5-7 minutos a temperatura baja, 100 °C. Luego dar un golpe de 3 o 4 minutos a 180 °C para que quede bien crujiente.

Si tienes pan duro, no lo tires, te recomiendo el truco de la página 313 para resucitarlo.

2. Recalentar

Supongo que, si tienes la freidora de aire muerta de risa en la encimera, una de las cosas que sí has estado haciendo es utilizarla para recalentar comida. Aunque lo mismo solamente la tienes de estantería para las cápsulas de café. En ese caso, te dejo estos consejos para que tu comida recalentada sepa como recién hecha. Porque sí, esto es un hecho, unas croquetas, unos calamares, patatas fritas, filetes, cualquier cosa que hayas elaborado para comer y tenga que pasar al día siguiente por el microondas va a quedar blandengue y poco apetecible.

¿De nuevo no me das tiempo? ¡Pues vaya libro! No te los doy porque no sé qué vas a recalentar. Pero, tranqui, porque aquí lo único que tienes que conseguir es que no se queme ni se reseque, y para eso tienes que evitar temperaturas demasiado elevadas y mucho tiempo sin vigilar.

Mi consejo es que introduzcas los alimentos en la cesta, sin añadir aceite, puesto que ya están cocinados, y programes una temperatura entre 170 y 180 °C entre 5 y 10 minutos. No vamos a precalentar, porque así conseguimos que se calienten poco a poco, y en los últimos minutos, con la temperatura más alta, se pongan crujientes, sin quemarse. Si son patatas fritas o algo similar, agita a mitad de tiempo, y si son filetes o croquetas, dales la vuelta.

¿Qué puedes recalentar? Absolutamente todo: la pizza de la noche anterior, patatas fritas, croquetas, filetes de pollo empanado, pescado a la plancha, calamares a la romana…, ¡hasta un plato de garbanzos! Y todo va a salir como recién hecho.

Para unas patatas fritas con 3 o 4 minutos a 170 °C debería ser suficiente. Si vas a recalentar pizza, pulveriza un poco de agua en espray para que no se seque demasiado y con otros 3 o 4 minutos estaría en su punto perfecto.

Si tienes experiencia con la freidora de aire, sabes que es fácil cogerle el truco. Si no, date unos días, experimenta y vas a ver cómo dentro de nada no dependes de los números, sino de tu sentido común.

3. Tostar pan

Te prometo que desde que tengo airfryer me planteo seriamente deshacerme de la tostadora. No lo hago porque es muy mona y queda bien en la cocina, pero es que no la uso nada. Antes, además de hacer tostadas, ponía churros congelados, bizcocho o cualquier cosa que necesitara volver a crujir un poco. Todo eso ahora puedo resolverlo en menos de 5 minutos con la airfryer sin que huela toda la casa a pan quemado.

Para tostar pan solo tienes que meter las rebanadas de pan de molde, la hogaza o la barra de pan, y programar de 3 a 6 minutos a 200 °C (el tiempo depende del nivel de tostado que te guste). No es necesario precalentar.

> **TRUCO**
>
> Algunos microondas vienen con un accesorio para el grill, una rejilla circular metálica con patas. Si la rejilla cabe dentro de la freidora de aire, puedes poner las tostadas en vertical entre cada una de las barras y cocinar hasta cuatro o cinco tostadas a la vez.

4. Gratinar

¿Encender el horno para gratinar los macarrones o las lasañas? ¡Nunca más! Al menos si la bandeja cabe en la freidora de aire. Si no, compensa hacerlo en dos tandas, porque es muchísimo más rápido, se ahorra mucha energía y, además, en verano no se calienta tanto la cocina.

Precalienta la máquina 5 minutos a 200 °C, introduce la bandeja con el plato a gratinar (ya sabes que nunca es demasiado queso) y programa entre 5 y 10 minutos a 200 °C. Con 5 minutos debería ser suficiente, pero te dejo ese margen por si te gusta más tostado. Recuerda abrir la cesta a mitad de tiempo para evitar que se queme.

5. Fundir chocolate o mantequilla

Toda la vida hemos fundido el chocolate y la mantequilla en el microondas o al baño maría. Pues se puede hacer en la freidora de aire, con muy buenos resultados.

Divide la tableta de chocolate en onzas o pícala con un cuchillo y colócalo en un recipiente de cristal refractario o de silicona. No hace falta que precalientes la máquina. Selecciona 160 °C y programa a golpes de 30 °C, igual que harías con el microondas. El primer minuto lo puedes dejar seguido si la freidora de aire todavía no está caliente. Al abrir, remueve para que se vaya fundiendo y vuelve a meter. Haz este proceso tantas veces como sea necesario, hasta que todo el chocolate esté totalmente derretido.

Para la mantequilla, haz lo mismo. Ponla en un recipiente y programa a golpes de 30 segundos a 160 °C. Enseguida debería quedar totalmente derretida.

6. Deshidratar

Puedes deshidratar cualquier fruta o verdura con tu freidora de aire: kiwis, fresas, naranjas, limones, frambuesas, manzanas, mangos, pulpa de sandía… El truco es ponerlas mucho tiempo a baja temperatura. Así, con el calor y el aire circulando por el interior de la máquina, toda el agua de las frutas se evapora y queda la pulpa seca y dura, pero manteniendo todas sus propiedades.

Una vez deshidratadas, puedes usarlas para decorar tus platos o cócteles, consumir como chips o triturar para hacer polvo con el que dar sabor y color a tus postres.

Ten en cuenta que, cuanta más agua tenga la fruta, más tiempo nos va a costar deshidratar. También va a depender el grosor de las rodajas que hagas: cuanto más finas, menos tiempo.

Te dejo unos tiempos de referencia, pero te recomiendo que encuentres los tuyos, ya que van a variar con cada fruta y corte.

Para el limón y la lima, 35 minutos a 110 °C (si ves que se quema, baja la temperatura). Si al terminar le falta un poco, programa de 5 en 5 minutos hasta que los veas secos. Haz lo mismo con la naranja y el pomelo.

Puedes secar la piel de limón, lima y naranja, triturarla y usarla para condimentar tus recetas. También puedes mezclar el polvo con sal para tener sal de naranja, lima o limón. Con ayuda de un pelador, saca la piel de la fruta, evita la parte blanca. Lávala bien, seca con papel absorbente y coloca en la cesta. Programa 5 o 10 minutos a 75 °C. Vigila para que no se queme. Da la vuelta si lo ves necesario.

TRUCO PARA AHORRAR ENERGÍA

¿Necesitas precalentar la máquina para una receta? ¡Aprovecha y descongela el pan! O haz una tostada para el desayuno. Calienta la pizza de la noche anterior, unas croquetas, calamares… En esos 5 minutos hasta que alcanza temperatura de crucero puedes hacer muchas cosas, con lo que ahorras tiempo y electricidad.

¿QUÉ MATERIALES PUEDO METER EN LA AIRFRYER?

Básicamente, cualquier recipiente apto para horno también lo es para la airfryer. Tienes que asegurarte de que lo que vayas a introducir está preparado para aguantar altas temperaturas. Estos son los materiales que puedes utilizar:

- Silicona.
- Cristal refractario.
- Acero.
- Hierro.
- Aluminio resistente.
- Porcelana o cerámica.
- Papel vegetal (con cuidado).
- Papel de aluminio (con cuidado).

Con estos últimos materiales te recomiendo que vayas con cuidado porque, si no lo tienes, puedes provocar un accidente importante. Jamás de los jamases introduzcas papel de ningún tipo (ni las bandejas) sin alimentos encima. ¿Cuándo ibas a hacer esto? Pues imagina que vas a precalentar la máquina y dejas ya puesto el papel. ¡Error! Porque el aire va a hacer que vuele directo a la resistencia, que se pone muy caliente, y lo va a quemar. Así que, si no quieres provocar un incendio, hazme caso. Un buen truco para que no vuele puede ser utilizar unos imanes que se peguen en la rejilla, pero yo no me la jugaría.

En el caso del papel de aluminio te puede pasar exactamente lo mismo. Además, si lo pones sobre la rejilla, va a impedir que circule el aire, por lo que los alimentos no se van a cocinar igual. Salvo que sea estrictamente necesario, yo no lo utilizaría. En alguna receta de bizcochos verás que te pongo que, si se te empieza a quemar por arriba, cubras con papel de aluminio. Si lo haces, asegúrate de que queda bien sujeto, porque como salga volando la podemos liar.

¿Qué no puedes meter?

Evita los plásticos, que, por razones obvias, se derriten.

GADGETS, ¿LOS NECESITO?

Una vez que te metes en el mundo de la freidora de aire vas a ver que existen mil millones de *gadgets* para tus recetas. Algunos, si te haces con ellos, los utilizarás muchísimo. Otros quedarán en el olvido en algún cajón. Te soy sincera, yo en mi vida real mundana utilizo más bien nada. Si puedo, cocino directamente en la rejilla de la cesta, y si no, como mucho, pongo papel vegetal para no ensuciar demasiado. No obstante, a lo largo de este libro vas a ver que he utilizado moldes y recipientes específicos. En algunas ocasiones los podrás sustituir por materiales que tengas en casa; en otras, como, por ejemplo, con los dónuts, necesitarás sí o sí el molde de silicona.

1. Pulverizador de aceite en espray

Creo que este es el básico de los básicos a la hora de cocinar con la freidora de aire, porque te va a permitir pulverizar la cantidad mínima de aceite para que los alimentos queden tan crujientes como si los frieras.

Si buscas en internet, vas a encontrar ciento un mil opciones, pero no todas funcionan igual de bien. De hecho, es lo que más me comenta la gente por redes sociales, que su pulverizador echa el aceite a chorro en vez de rociar de forma uniforme. Te recomiendo que compres uno de cristal o de acero y que te asegures de que tiene sistema antigoteo y pulverización fina. También es aconsejable que en la parte final del tubo haya una pieza de plástico (el filtro) que evite el paso de impurezas. En este caso te recomiendo invertir un poco más (15-20 euros) porque los de 2 euros te van a salir rana.

2. Bandejas de papel

Es otra de las herramientas que si la tienes vas a utilizar mucho, porque es barata, muy práctica, te ayuda a no manchar la máquina y es desechable, por lo que no la tienes que lavar después de usar. Para mí tiene un pero, y es que, al no ser rígida, en cuanto añades alimentos algo líquidos, como, por ejemplo, huevo batido, se deforma un poco y corres el riesgo de que se desborde. **Mi consejo:** colócala en la cesta y llénala desde ahí para no tener que transportarla.

Ojo, jamás de los jamases precalientes la freidora de aire con ella o ningún otro papel dentro, porque vuela y va directa a quemarse a la resistencia.

3. Papel pergamino perforado

La verdad es que yo no lo utilizo prácticamente nunca, ya que prefiero cocinar directamente en la cesta, pero si no quieres manchar mucho, es una muy buena opción.

Son hojas de papel pergamino perforadas que tienen la misma medida de la cesta (asegúrate cuando las compres de que las dimensiones son correctas, si no, te tocará recortar). ¿Podrías sustituirlo por papel vegetal? Sí, pero tendrás que hacerle agujeros para garantizar que el aire circula. Si no, los alimentos no se harán bien.

4. Esterilla de silicona

Tiene exactamente la misma misión que el papel perforado, pero, en vez de ser de usar y tirar, está fabricada en silicona, por lo que no necesitas nada más. Sigo prefiriendo cocinar directamente en la cesta, pero reconozco que es muy buena opción, sobre todo para evitar que algunos alimentos se peguen. Por supuesto, te va a permitir tener la cesta mucho más limpia de grasa. Al terminar la puedes meter en el lavavajillas y te queda como nueva.

5. Cesta de silicona

Las he visto mil millones de veces en redes sociales, pero confieso que no tengo. Son moldes de silicona del mismo tamaño de la cesta que te permiten cocinar las cosas directamente, sin manchar la máquina. Es el accesorio de los accesorios. ¿Por qué no la tengo? Porque compré una sin tener en cuenta las medidas de mi aparato y no cabe. Es cierto que cada vez que preparo alguna receta para las que se necesita un molde de este tipo, utilizo unos túperes preciosos de cristal refractario, por lo que de momento no la echo en falta. ¿Tienes una o has pensado en comprártela?

Te aseguro que le vas a dar uso, porque en este libro hay muchas recetas en las que te la aconsejo, a pesar de que yo no la tenga.

6. Accesorio para beicon

¿Será mi accesorio favorito? A ver si soy capaz de describírtelo. Es una rejilla de silicona con soportes para que puedas colocar las lonchas de beicon, panceta, jamón o cualquier embutido, y queden todas en vertical.

Gracias a este instrumento puedes cocinar todas las lonchas a la vez y van a quedar supercrujientes, sin necesidad de darles la vuelta a mitad de cocción. Además, tienen mucha menos grasa porque toda va a caer a la cesta. Todo son ventajas.

7. Rejillas para brochetas

¿Necesitas este accesorio? Realmente no, porque con los palos de las brochetas es suficiente. Pero si te encuentras con él y te surge el capricho, cómpralo, que le acabarás dando uso.

Es una rejilla sobre la que puedes colocar las brochetas, de forma que quedan al aire y así la carne se cocina por todos los rincones, sin encontrar resistencia de ningún objeto.

La rejilla la puedes utilizar también para hacer tostadas o cocinar algunos alimentos en capas.

8. Bandejas para cocinar en capas

Este sí me parece un gran accesorio, sobre todo si no tienes airfryers grandes. Son dos o tres bandejas superpuestas que te permiten colocar diferentes alimentos por alturas. Así, en un mismo programa puedes preparar, por ejemplo, las brochetas, los pimientos y las patatas.

Es importante que te asegures de poner alimentos que necesiten tiempo y temperatura de cocinado similares. O que vayas incorporando las capas progresivamente. Por ejemplo: en la de abajo las patatas, que tardan más; a los 5 minutos los pimientos, y en los últimos 5 minutos, los huevos.

9. Moldes

Existen infinidad de moldes de todo tipo de materiales que puedes utilizar con tu freidora de aire.

1. **Huevos fritos.** Para mí este ha sido uno de los grandes descubrimientos del año. Son unos moldes redondos de silicona, muy finos, del tamaño exacto de un huevo frito. Si no los encuentras o no quieres comprarlos, en un plato también puedes hacer el huevo frito con igual resultados.
2. **Dónuts.** Imprescindibles si quieres elaborar dónuts con masa líquida. Es un molde de silicona en el que puedes preparar 3 o 4 rosquillas. Te recomiendo que lo llenes una vez dentro de la cesta, porque al ser blando, si lo haces fuera y luego quieres meterlo, se te va a salir el líquido.
3. **Muffins.** Son moldes metálicos o de silicona para hacer muffins o magdalenas. Te pueden venir bien, pero también puedes utilizar los clásicos papeles y ahorrar dinero y espacio.
4. **Coulant y flanes.** Para preparar flan o coulant puedes utilizar cualquier molde tradicional que tengas en casa. Yo los hago en unos de silicona, pero los metálicos también valen perfectamente.
5. **Bizcochos.** Cualquier molde de pastelería apto para el horno se puede meter en la freidora de aire. Eso sí, asegúrate de que cabe en la cesta. Te recomiendo que no sean demasiado altos, porque, al estar la resistencia muy pegada al pastel, se puede quemar por arriba.

10. Pincel de silicona

Creo que este es un básico para todas aquellas personas a las que les guste cocinar, igual que las lenguas de silicona.

Te va a venir fenomenal para pintar todas las elaboraciones con huevo o aceite.

11. Pinzas

Viene siempre muy bien tener unas pinzas para sacar los alimentos de la cesta sin quemarse. También existen en internet unas pinzas que te permiten *pescar* moldes pequeños, como los de los muffins, aunque a mí esto me parece una pijada que se acabará quedando en el cajón del olvido.

12. Imanes

Para asegurarte de que los papeles que pongas en la cesta no vuelen hacia la resistencia y provoquen un accidente, te recomiendo que compres unos imanes pequeñitos, de esos redondos, y sujetes el papel con ellos. Pero nunca nunca nunca los metas sin alimentos encima, por favor.

¿CÓMO LIMPIO LA AIRFRYER?

Llevas días utilizando la freidora de aire, haciendo las recetas de este libro (espero), y oye, ¿esto se limpia? Igual que con un horno, hay que quitar la grasa y los restos de comida para alargar su vida útil, sobre todo de la resistencia, y ojo, que si acumula mucha roña, no es nada fácil de limpiar.

Mi consejo es que después de cada uso, igual que vas a limpiar la cesta, des un pequeño repaso a la resistencia con agua jabonosa y un estropajo suave y aclares con cuidado con una bayeta de microfibra húmeda. Deja secar antes de volver a utilizar. Así siempre la tendrás en perfectas condiciones.

Entiendo que esto se hace en un mundo ideal y que soy la primera que luego no tiene tiempo, lo va dejando, lo va dejando, y para cuando se pone a ello, está todo lleno de grasa a la que es imposible llegar. Si estás en esa situación, te voy a dejar varias opciones y consejos.

1. Limpieza de la cesta

Lo primero de todo es limpiar la cesta. Esto lo vas a hacer a diario, siempre que termines una elaboración. Hazlo con agua jabonosa y un estropajo muy suave para no rayar la superficie antiadherente.

Existe un truco viral en redes sociales para no tener que frotar. Ha sido polémico, porque hay que introducir agua en la máquina, y es cierto que la freidora de aire no es un instrumento preparado para cocinar con agua y se puede acabar estropeando. De vez en cuando lo hago y nunca he tenido ningún problema.

Te explico el procedimiento, pero lo dejo bajo tu responsabilidad; si se rompe, luego no quiero quejas. Lo que tienes que hacer es llenar de agua hasta la rejilla, echar un buen chorro de detergente y programar la máquina 5 minutos a 200 °C. La verdad es que así, si hay grasa muy incrustada, se va fenomenal. Si haces esto, aprovecha que el vapor habrá reblandecido la suciedad de la resistencia, desconecta la máquina y límpiala.

2. Limpieza de la resistencia

Lo primero y lo más importante es desconectar la máquina. ¡No queremos que nadie se electrocute! Da la vuelta al paciente para que puedas ver mejor. Si no está demasiado sucio, con una bayeta con agua jabonosa debería ser suficiente, pero si hay restos de grasa negros, es necesario operar.

Existe un truco muy bueno que es colocar un par de capas de papel absorbente sobre la resistencia, rociar con un quitagrasas potente (tipo KH-7) y dejar actuar al menos treinta minutos. Luego, con un cepillo, ir retirando la grasa de los rincones con cuidado. Puedes usar también un estropajo tipo nanas metálico, con cuidado. Lo cierto es que, si estaba extremadamente sucia, nunca volverá a ser lo que era, ya que hay rincones a los que será imposible acceder, pero vas a notar una mejoría importante.

Si no hay demasiada grasa, puedes utilizar bicarbonato y limón o bicarbonato y vinagre de limpieza, así no introduces productos químicos en la máquina. Haz una pasta con el bicarbonato y el zumo de limón o el vinagre, y colócala en la zona donde estén las manchas. Deja actuar unos minutos y retira con una bayeta húmeda.

IMPORTANTÍSIMO

1. No eches agua directamente a la resistencia e intenta humedecer lo mínimo posible. Asegúrate de que está bien seca antes de volverla a conectar. Espera uno o dos días para utilizarla.
2. Si has utilizado productos químicos para su limpieza, te aconsejo que, cuando la vuelvas a conectar, la programes unos 15 minutos a 200 °C sin ningún alimento en su interior. Verás que huele a químico. Ventila bien la cocina. Cuando notes que ya no huele, está lista para volver a cocinar.
3. Por favor, aunque lo veas en TikTok, no desatornilles la resistencia. Es verdad que puedes conseguir acceder mejor a la suciedad, pero vas a perder la garantía y puedes romper la máquina. Y te lo digo yo, que lo he hecho en un vídeo en el que pruebo todos los consejos virales para limpiarla. Volvió a funcionar, pero un tornillo se quedó bailando para siempre en el interior de la freidora.

¿QUÉ PASA CON LOS TIEMPOS?

Vivimos obsesionados con los tiempos y las temperaturas. Es lo que más me preguntan en comentarios cuando subo una receta a redes sociales: «¿Cuánto tiempo y a qué temperatura?». Te confieso que nunca sé qué responder porque yo cocino a ojo. Y me da miedo dar datos exactos porque depende de tantos factores que temo que termines con el bizcocho crudo o quemado por haber seguido a pies juntillas lo que te he dicho.

Hace unos meses tuve un aluvión de comentarios en un vídeo de un bizcocho de calabaza. Me decían que la receta estaba mal y no salía. Me agobié tanto que lo volví a hacer siguiendo los mismos pasos que había dado, por si lo había explicado mal, y me quedó un bizcocho esponjoso, perfectamente cocinado. Así que llegué a la conclusión de que esas personas que me criticaban por dar la receta errónea (algunos llegaron a escribir que lo hacía aposta para que malgastaran ingredientes) estaban dejando el bizcocho en el horno el tiempo y la temperatura exactos que yo había dado. Y no, amigos, eso no funciona así. Cada horno es distinto. Puede que el mío a 180 °C cocine perfectamente la masa en 20 minutos, y tú necesitas 40 minutos. ¿Que ves que se quema por arriba y está crudo por dentro? Baja la bandeja, incluso lo puedes proteger con un poco de papel de aluminio por encima.

Tenemos que dejar de ver la cocina como una fórmula matemática y empezar a utilizar nuestros sentidos, que se nos están atrofiando con tanto *scroll*. La vista, el olfato, el tacto y por supuesto el gusto son las mejores herramientas de un buen cocinero. Nuestras abuelas lo hacían así, ellas no necesitaban que Alexa les avisara a los veinte minutos, tampoco tenían Google, y mucho menos Instagram para elegir una de las trescientas versiones de pollo asado con más *views*. Mi yaya y mi madre cocinan observando, oliendo, usando el sentido común. Y yo sé que ahora eso puede resultar complicado, porque estamos haciendo doscientas cosas a la vez. Necesitamos poder programar la cena para que esté lista en quince minutos para, mientras tanto, bañar al niño, terminar de mandar unos mails o ver TikTok.

No te alarmes, que te voy a dar tiempos y temperaturas, pero te pido por favor que los tomes como referencia y no como cifras exactas e inmodificables. Con las freidoras de aire pasa lo mismo que con los hornos, cada una es un mundo. Unas tienen más potencia que otras, la capacidad también influye, incluso el tamaño del alimento que vas a preparar. Así que, como quiero que este recetario sea tu libro de cabecera en la cocina, en cada receta vas a encontrar un pequeño recuadro en el que apuntar tus tiempos y temperaturas. Te recomiendo que la primera vez que cocines cualquiera de las recetas estés pendiente. Ve abriendo la cesta de la airfryer, observa cómo se va cocinando. Si se dora demasiado rápido, baja la temperatura; si quedan 4 minutos, pero lo ves terminado, da por finalizada la cocción. Confía en tu instinto y en tu sentido común, estoy convencida de que no te van a fallar.

¿Existe alguna regla para adaptar tiempos y temperaturas del horno a la freidora de aire?

Sí, pero mi consejo de nuevo es que no la sigas a pies juntillas y hagas caso a tu instinto. Aunque por norma general funciona. Reduce entre 5 o 10 grados de temperatura y un 20 por ciento del tiempo. De esta forma, un asado, que en el horno está listo en 30 minutos a 190 °C, en la freidora de aire tendrías que programar 25 minutos a 180 °C. En ocasiones esto no funciona. Por ejemplo, en mi horno de casa tardo en hacer las palmeritas 35-40 minutos a 200 °C y con la freidora de aire en 10 minutos a 190 °C están listas. Los bizcochos en la airfryer necesitan menos temperatura y más tiempo para no quemarse y hacerse bien por dentro. Así que usa esta información como guía, pero no como norma absoluta. No obstante, lo que está claro es que en la airfryer los tiempos y las temperaturas suelen reducirse con respecto al horno.

NOTA INFORMATIVA

1. Me he fijado en que, al menos en mis dos máquinas (son de distinta marca), cuando abro y vuelvo a cerrar la cesta a mitad de cocinado, empieza de nuevo en el minuto en que estaba. Es decir, si sacudo las patatas en el minuto 7 y quizá llevaba 7 minutos y 30 segundos, al cerrar vuelve a empezar en el minuto 7. No es algo demasiado importante, pero sí a tener en cuenta en cocinados de muy poco tiempo, porque, si abres varias veces, estás sumando minutos de cocinado.
2. Este libro se ha *fabricado* con dos airfryers diferentes. Ambas permiten programar temperaturas de 5 en 5 °C. Algunos modelos solamente dejan subir de 10 en 10. Si es tu caso y en alguna de las recetas indico 185 °C, te recomiendo que programes la temperatura más baja, es decir, 180 °C, y si al terminar el tiempo marcado ves que necesita un poco más, que añadas unos minutos hasta que esté listo.

NOTA IMPORTANTE

Todos los tiempos de este libro están en grados Celsius. Si tu airfryer está en Fahrenheit, tendrás que hacer la conversión. Si eres de mates, te dejo la fórmula:

$$(°C \times 9/5) + 32 = °F$$

Es decir, para pasar 120 °C a Fahrenheit tienes que multiplicar por 9, dividir por 5 y sumar 32. Si te parece demasiado complicado, pon en Google: «calculadora Celsius Fahrenheit», y solucionado.

RECETAS

PATATAS

PATATAS FRITAS PERFECTAS

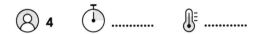

Yo lo sé, tú lo sabes, te has comprado la airfryer solo y exclusivamente para hacer patatas fritas. Parece un sueño, ¿verdad? Patatas sabrosas y crujientes, listas en pocos minutos y cocinadas sin prácticamente nada de aceite. ¡Por fin vas a poder comer tu plato favorito siempre que quieras sin pensar en el exceso de grasa! Pero a la hora de la verdad..., tu gozo en un pozo: no han salido tan espectaculares como creías. Unas se te doran demasiado, otras quedan crudas... Vamos, que las terminas comiendo por no tirarlas, pero sabes que jamás podrán sustituir a unas buenas patatas fritas en la sartén. Miras la maldita maquinita que te tiene secuestrada media encimera y piensas: «Al final iba a tener razón cuando me dijo que ni se me ocurriera comprar este trasto».

Bueno, que no cunda el pánico, a mí también me ha pasado. He hecho mil pruebas hasta dar con la clave para que las patatas fritas queden perfectas.

Ojo, nunca nunca nunca, *ever in the life*, van a sustituir a unas patatas fritas en abundante aceite de oliva. Lo siento, la vida es dura. Pero, si sigues estos trucos, te garantizo unas patatas crujientes por fuera y blanditas por dentro con las que vas a querer acompañar todos tus platos.

La patata importa y mucho

¿Lees las etiquetas de las patatas cuando las compras? ¿O metes en el carro las que te entran por los ojos? Quizá simplemente te fijas en si son para freír o para cocer. A partir de ahora también vas a prestar atención a dos datos que aparecen siempre en las etiquetas: el tipo de patata y la variedad.

Tipo de patata

Este tema daría para un libro, y no quiero aburrirte, pero sí te voy a dar tres datos muy interesantes que te van a servir cuando hagas la compra, al menos, para que sepas qué es lo que te vas a llevar a casa.

Normalmente, en las etiquetas de los paquetes y sacos de patatas encuentras o bien «patata de conservación» (o patata vieja) o «patata nueva». ¿Qué significa esto? ¿Afecta en algo a la hora de cocinar? ¡¡Sí!! Y mucho, así que debes tenerlo en cuenta.

Nueva o vieja significa el momento en el que se ha recolectado el tubérculo.

- La **patata nueva** se coge un poco antes de que llegue a su punto óptimo de maduración, de esta forma, salen ejemplares no muy grandes, de piel muy fina y con alto contenido en agua.
- La **patata vieja** se recolecta hasta doce meses después de que haya alcanzado su punto óptimo de maduración. Son tubérculos mucho más grandes, con menos agua y alto contenido en almidón. Tienen la piel más gruesa, por lo que son perfectas para almacenar y transportar. Con distintos tratamientos (como antigerminantes), pueden conservarse en cámara durante muchos más meses. Así que cuando en la bolsa lees: «patata de conservación», estás comprando patata vieja que lleva mucho tiempo en cámaras frigoríficas a baja temperatura, perdiendo propiedades. Al tener más almidón, cuando las hacemos en la airfryer se queman y quedan duras por dentro.

¿Mi consejo? **Compra patata nueva.** No siempre será posible porque, oh, sorpresa, a pesar de que España es uno de los mayores productores, exportamos el 70 por ciento de nuestras patatas de temporada para terminar importando las de conservación.

Variedad

En el mundo hay cerca de ocho mil variedades de este delicioso tubérculo, y en España cultivamos ciento cincuenta. Entre tantas variedades para elegir, ¿cuál es la mejor? Sin duda, la agria. Es una patata bastante grande, de piel fina y carne amarilla. Su equilibrio entre agua y fécula hace que sea perfecta para freír, ya que quedan crujientes por fuera y blanditas por dentro.

¿El *match* perfecto? **Patata agria y nueva.**

Manos a la obra. Ya tenemos la patata perfecta, ahora la vamos a preparar para que el resultado sea espectacular.

INGREDIENTES

1 patata por persona	AOVE (aceite de oliva virgen extra) en espray	sal al gusto

1. Corta bastones intermedios, ni muy gordos, ni muy finos. Es importante que sean todos del mismo tamaño para que se cocinen por igual y no te queden unas patatas terminadas y otras por hacer.
2. Lava con abundante agua para quitar el almidón que les quede. Aclara tantas veces como sea necesario hasta que el agua salga cristalina.
3. Pon todo a remojo en agua con hielo, al menos 20 minutos antes de cocinar. Así quedarán supertersas. También puedes

dejarlas cortadas un día antes (o unas horas), sumergirlas en un bol con agua y meterlo en la nevera hasta la hora de comer.
4. Seca muy bien con papel de cocina.
5. Precalienta tu airfryer 5 minutos a 180 °C. ¡Precalienta siempre!
6. No llenes la cesta hasta los topes. Yo sé que quieres hacer muchas, porque te encantan, pero ¡este es el principal error por el que no te están saliendo bien! Si hay mucha cantidad, el aire no llega a todos los bastones y se hacen de forma irregular. Es mejor que hagas dos tandas y, al tiempo de servir, des un golpe de calor de 2 o 3 minutos.
7. Echa aceite en espray o un chorrito y remueve con las manos para asegurarte de que les llega a todas.
8. Primero las vamos a ablandar para que no queden crudas por dentro y se quemen por fuera. Programa 10 minutos a 170 °C. Te aconsejo que, cuando haya transcurrido la mitad del tiempo, las sacudas.
9. Ahora vamos a darles el crujiente. Programa otros 5 o 7 minutos a 190 °C. Sacude a la mitad para que se doren por igual.
10. Sirve en un plato y añade sal al gusto.
11. Acompaña preferiblemente con un huevo o hamburguesa.

Si has seguido estos pasos, estoy segura de que te acabas de reconciliar con tu airfryer.

PATATAS *DELUXE*

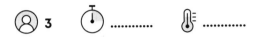

Antes de ponerte con esta receta repasa la anterior, donde te explico cómo hacer las patatas fritas perfectas. En realidad, hay que seguir paso a paso todo el proceso, solo que dejando la piel y cambiando la forma de corte (que van a ser gajos).

INGREDIENTES

3 patatas medianas
1 cucharadita de ajo en polvo
1 cucharadita de cebolla en polvo
tomillo al gusto
orégano al gusto
1 cucharadita de pimentón dulce
½ cucharadita de pimentón picante (opcional)
1 cucharada de maicena

un chorrito de AOVE
sal al gusto

Para la salsa *deluxe*
6 cucharadas de mayonesa
3 cucharadas de queso crema
1 cucharadita de ajo en polvo
1 cucharadita de cebolla en polvo
1 cucharada de zumo de limón
½ cucharadita de orégano

1. Lava muy bien las patatas y córtalas en gajos. Sumérgelas en agua muy fría durante un rato y seca con papel de cocina o un trapo limpio.
2. Colócalas en un bol y añade una cucharadita de ajo en polvo, otra de cebolla en polvo, un poco de tomillo y orégano, una cucharadita de pimentón dulce y media de picante. Añade una cucharada de maicena, para que queden más crujientes, un chorro de aceite de oliva y sal al gusto.

3. Remueve muy bien para que se integren todos los ingredientes y coloca en la cesta de la freidora de aire (previamente precalentada 5 minutos a 180 °C) y cocina unos 15 minutos a 170 °C. A la mitad del cocinado sacude. Pasado este tiempo, programa 5 o 7 minutos a 190 °C para que queden crujientes.
4. Para acompañar estas patatas necesitas sí o sí la salsa *deluxe*. Puedes ir a la hamburguesería del payaso a por ella, pero mejor si la haces en casa, así sabrás lo que le echas. Mezcla todos los ingredientes hasta obtener la salsa y no te olvides de mojar las patatas.

PATATAS TIPO CHIP

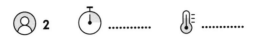

Si te gustan las patatas de bolsa, pero no las comes a menudo para evitar el exceso de calorías, esta es tu receta. Ojo, no te voy a mentir, te va a costar un ratito hacer el equivalente a una bolsa, porque, para que se doren bien y queden crujientes, tienes que poner poca cantidad en la cesta de la freidora de aire, así que hay que hacerlas en varias tandas.

INGREDIENTES

1 patata por persona (nueva y variedad agria)

un chorrito de AOVE
sal al gusto

1. Pela y lava las patatas. Córtalas muy finas con una mandolina.
2. Métela en agua muy fría durante unos minutos. Sécalas con un trapo limpio o papel de cocina.
3. Ponlas en un bol, añade un poco de aceite y remueve bien para que llegue a todas las caras. Te recomiendo que no las amontones, es mejor hacerlo en cinco veces que hacerlo en una y que queden blandurris.
4. Existe un accesorio interesante que puede ser útil para hacer más chips a la vez: una rejilla de silicona para cocinar beicon. En internet encuentras muchas opciones. Puedes colocar las rodajas de patata de forma horizontal, cocinando más cantidad en menos tiempo.
5. Precalienta la máquina 5 minutos a 170 °C, introduce las patatas y cocina 5 minutos a 160 °C para que se ablanden.

Puedes también meterlas en el microondas unos dos minutos y medio a máxima potencia.
6. Ahora, pulveriza las patatas con aceite en espray y cocina 10 minutos a 185 °C. Abre a mitad de tiempo para darles la vuelta o sacudir y asegurarte de que se doren por igual.
7. Haz este proceso tantas veces como sea necesario hasta tener la cantidad de chips deseada.

Aderezos

Puedes comerlas solo con sal, con sal y pimentón, con sal, zumo de limón y pimienta…

Si te gusta la campesina, combina una cucharadita de ajo en polvo, otra de cebolla en polvo, otra de pimentón, otra de perejil seco, una pizca de sal y dos tomates secos en polvo.

PATATAS PAJA

👤 2   ⏱ ....   🌡 ....

De nuevo, te remito a la primera página de este capítulo dedicado al tubérculo más famoso del mundo. Sigue a pies juntillas todos los pasos que te doy: variedad, patata nueva, lavar muy bien para quitar el almidón, dejar en remojo en agua fría y secar.

¿Qué va a cambiar? El tipo de corte, que tiene que ser muy muy finito. Es lo que más te va a costar, ya que las patatas tienen que quedar ultrafinas, pero el resultado merece la pena. Para ir más rápido, si tienes mandolina, colócala en la posición más gruesa para hacer primero las láminas. Luego colócalas unas encima de otras y con un cuchillo muy afilado haz las tiras.

INGREDIENTES

1 patata por persona
AOVE en espray

sal al gusto

1. Pon las patatas en el cesto de la freidora de aire, que habrás precalentado previamente 5 minutos a 170 °C.
2. Pulveriza un poco de aceite en espray y cocina 5 minutos a 160 °C y, después, 10 min a 185 °C. Sacude la cesta de vez en cuando. Ten cuidado porque al ser tan finas se te pueden quemar fácilmente.

❋ ❋ ❋

TRUCO

¿Te ha sobrado media patata pelada? Para conservarla, lo mejor es que la metas en un vaso o bol con agua dentro de la nevera. Vas a ver cómo se conserva fresca y tersa durante mucho tiempo. Cuando la vayas a cocinar, sácala, córtala, sécala y directa a la freidora de aire. Yo muchas veces dejo las patatas ya cortadas en bastones en la nevera para que, cuando llegamos a casa, solamente haya que precalentar la máquina, secarlas y a la cesta.

PATATAS ASADAS

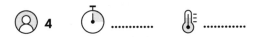

👤 4   ⏱ ....   🌡 ....

Asar patatas en la airfryer no puede ser más fácil. No tienes más que lavar bien las patatas, y ya sabes que yo siempre te voy a recomendar patata nueva (para más información ve a la página 40).

INGREDIENTES

1 patata por persona	sal y pimienta al gusto

1. Precalienta la airfryer 5 minutos a 200 °C, mete las patatas enteras, bien lavadas, en la cesta y programa 20 minutos a 170 °C.
2. Abre, da la vuelta y continúa la cocción otros 20 minutos a 170 °C. Si pasado el tiempo todavía están algo duras por dentro al pinchar con un cuchillo, programa 5 minutos más. Las patatas deberían quedar blanditas por dentro y crujientes por fuera.
3. Sirve con sal y pimienta al gusto, aceite de oliva o con tu salsa favorita.

✳ ✳ ✳

RECETA 2.0
PATATAS ASADAS CON BEICON Y RELLENAS DE QUESO

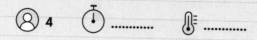

Si quieres mejorar tus patatas asadas para una ocasión especial, haz esto:

INGREDIENTES

4 patatas asadas
queso para fundir (cheddar, gouda, emmental, mozzarella...) al gusto

4 lonchas de beicon
un chorrito de nata o leche
una pizca de sal
pimienta al gusto

1. Corta una de las puntas de la patata y vacía con cuidado todo el contenido, deja solo la piel.
2. Machaca la patata que has extraído y mézclala en un bol con tus quesos rallados favoritos, un poco de sal, pimienta y un chorrito de leche o nata. Te tiene que quedar una crema.
3. Rellena las patatas con la crema y envuélvelas por fuera con una loncha de beicon. Pínchala con un palillo para que no se desprenda.
4. Cocina en la airfryer otros 5 minutos a 190 °C hasta que se haga el beicon, se derrita el queso y se dore la parte de arriba.

PATATAS HOLLYWOOD

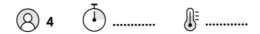

Esta receta es la versión saludable de las patatas más famosas de la cadena de restaurantes Foster's Hollywood. Con saludable me refiero a que las vamos a hacer sin freír, porque el resto de los ingredientes es una bomba. Pero te digo una cosa, si has parado en esta página, date el capricho, que una vez al año no hace daño.

INGREDIENTES

4 o 5 patatas medianas
150 g de beicon
100 g de queso rallado

Para la salsa
150 g de mayonesa
1 yogur griego (unos 150 g)
1 cucharadita de ajo en polvo

1 cucharadita de cebolla en polvo
1 cucharadita de eneldo
½ cucharadita de pimienta blanca
½ cucharadita de sal
1 chorrito de zumo de limón

Lo primero que vas a hacer es ir a la página 41 y seguir paso a paso las instrucciones para hacer las patatas fritas perfectas en la airfryer.

Mientras se hacen, prepara la salsa ranchera (también la puedes comprar hecha).

1. Mezcla todos los ingredientes de la salsa, y ya la tienes.
2. Una vez hechas las patatas, colócalas en un recipiente apto para la freidora de aire (un túper de cristal refractario, por ejemplo).

3. Báñalas con la salsa ranchera, añade unos dados de beicon y cubre todo con queso rallado (cheddar y gouda son los más habituales en esta receta). Cocina otros 4 o 5 minutos a 190 °C.

¿Sabías que...?

Foster's Hollywood nació en España en 1971 de la mano de cuatro californianos que, con tanto jamón, paella y bocatas de calamares, echaban de menos la comida rápida. Fue la primera cadena de restaurantes americanos de nuestro país y, ojo, de las primeras de Europa. Todos sus locales siguen la misma estética de cine de Hollywood, ya que sus fundadores estaban vinculados a la industria cinematográfica.

PATATAS BRAVAS

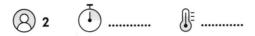

2 ....

¿Sabías que las auténticas patatas bravas no llevan tomate? Bueno, eso dice la corriente más purista. Otros aseguran que sin la roja hortaliza no hay salsa brava que valga. El caso es que yo te traigo una receta de bravas sin freír y, de regalo, el paso a paso para la polémica salsa, que, oye, auténtica o no, está deliciosa.

INGREDIENTES

200/300 g de patatas baby por ración
un chorrito de AOVE

Para la salsa
2 ajos
1 cebolla pequeña
1 cucharada de pimentón dulce
1 cucharada de pimentón picante
1 cucharada de harina
500 ml de caldo (con jamón)

1. Lava muy bien las patatas y cuécelas en agua hirviendo hasta que al pinchar con un cuchillo las notes blandas. Con unos 10 minutos debería bastar. También las puedes hacer al vapor o al microondas. En este caso, ponlas en un recipiente con un chorrito de agua, cubre con papel film y cocina 5 minutos a máxima potencia. Las patatas deben estar blandas pero no demasiado hechas.
2. Las cortamos en gajos sin quitarles la piel y las metemos en la airfryer, previamente precalentada 5 minutos a 200 °C.
3. Espolvorea un poco de aceite de oliva y cocina 10 minutos a 190 °C.

Salsa brava sin tomate

1. Pica los ajos y la cebolla muy finitos y ponlos a fuego medio/bajo en una sartén con un poco de aceite. Deja que poche muy bien.
2. Añade el pimentón (si te gusta muy picante, pon solo picante) y la harina, remueve y deja reposar un rato para que se cocine y pierda el sabor a harina cruda.
3. Ya solo te queda incorporar el caldo a chorritos, sin parar de remover, como si estuvieras haciendo una bechamel. Esta crema en realidad se llama velouté.
4. Deja a fuego medio sin parar de dar vueltas con las varillas durante unos minutos hasta que la salsa espese. Bátela con la batidora para que quede sin grumos, y listo.
5. Sirve las patatas con la salsa brava y, si quieres, un poquito de mayonesa. Ahora solo tienes que decidir si te gusta más esta versión o la que lleva tomate.

SMASHED POTATOES

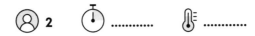

La patata es sin duda mi alimento favorito del mundo mundial en todas sus variedades y formas. No me imagino lo aburrida que tenía que ser la vida antes de que llegara a España a mediados del siglo XVI. El caso es que esta receta se ha convertido en mi forma favorita de comer este tubérculo porque es fácil de hacer, no tiene casi aceite, queda supercrujiente y encima es original.

INGREDIENTES

3 o 4 patatas baby por persona
una gotita de AOVE (puedes
  usar mantequilla)

orégano y otras especias
  al gusto
una pizca de sal

1. Lo primero que vamos a hacer es lavar muy bien las patatas y, después, cocerlas para que estén blandas por dentro. Puedes hacerlo de la forma tradicional, en un cazo con agua, o en el microondas. Para esta segunda opción, coloca los tubérculos en un recipiente (por ejemplo, un túper de cristal apto para microondas), añade un chorrito de agua, tapa con papel film y cocina entre 5 y 8 minutos a máxima potencia. Sabrás que están cuando, al pincharlas con un cuchillo, las notes blandas.
2. Ahora vamos a hacer magia. Con ayuda de un vaso y papel vegetal aplasta cada una de las patatas para que queden bastante finas y redondas. No te preocupes si se ven feas y rotas, confía en el proceso.
3. Precalienta la máquina 5 minutos a 200 °C.

4. Pon las patatas en la cesta de la freidora de aire, un poco separadas entre sí, y añade una gotita de AOVE (también puedes poner mantequilla), una pizca de sal y las especias que más te gusten. Yo suelo añadir orégano, aunque con romero o eneldo también están buenísimas.
5. Cocina 5 minutos a 200 °C. Tienen que salir doradas, así que, si necesitan un poco más, ya sabes, confía en tu ojo clínico.

BONUS TRACK

La lógica dice que esta receta es perfecta como guarnición para cualquier plato de carne o pescado, pero en redes sociales no hay lógica que valga y a alguien se le ocurrió ponerlas como ingrediente principal en una ensalada. Yo lo he probado y te aseguro que ese alguien es un genio. Así que, si picas un pimiento verde, una cebolla morada, un tomate, rallas dos zanahorias, lo mezclas con tu salsa favorita (por ejemplo, mayonesa con eneldo) e incorporas las *smashed potatoes*, tienes la ensalada más original y deliciosa del verano.

PALITOS DE PATATA

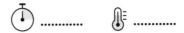

Esta receta la he visto de mil formas en redes sociales a lo largo de estos años y hasta hace poco no me había atrevido a probarla y hacerla mía. Se parecen mucho a unas patatas que servían en una cervecería alemana a la que iba con mis padres, de hecho, haciendo probatinas, le acabo de dar a probar una a mi madre y me ha dicho: «¡Como las alemanas!». Y yo: «Sí, mami, y sin freír».

INGREDIENTES

3 patatas medianas
60 g de maicena
1 cucharadita de ajo en polvo
1 cucharadita de cebolla en polvo
una pizca de cayena en polvo (opcional)

sal y pimienta al gusto
AOVE en espray

Para la salsa picante
1 cucharada de queso crema
2 cucharadas de mayonesa
1 cucharada de salsa Sriracha

1. Pon a cocer las patatas. Cuécelas enteras, sin pelar. Tardarán más rato, pero pelarlas será más fácil. También puedes pelarlas, trocearlas y ponerlas a cocer unos 15 o 20 minutos. Tienen que quedar muy blanditas.
2. Escurre el agua y machaca las patatas (yo las he pasado por el pasapurés).
3. Añade la maicena, una cucharadita de ajo en polvo, otra de cebolla en polvo, una pizca de cayena (opcional) y salpimienta al gusto. Amasa con paciencia. Tiene que quedar una masa homogénea que casi no se pegue en los dedos.

4. Coloca la masa sobre un papel vegetal, tapa con otro y amasa con un rodillo. Tienes que conseguir que te quede bastante fina, del grosor de un dedo y lo más cuadrada posible.
5. Introduce la masa en el congelador unos 30 minutos para que después puedas cortar y separar las tiras con facilidad. Puedes hacer más cantidad y, una vez formadas las tiras, congela y reserva para cuando las quieras consumir.
6. Precalienta la airfryer 5 minutos a 200 °C.
7. Coloca las patatas en la cesta, echa aceite en espray y cocina 10 minutos a 190 °C.
8. A mitad de cocción, sacude la cesta para que se hagan por todas las partes.
9. Sirve con tu salsa favorita. Si quieres innovar, te dejo una picante que me gusta mucho.
10. Para elaborar la salsa, mezcla todos los ingredientes y sirve con las patatas.

SABICONSEJO

Con esta masa puedes hacer la forma que más te guste. Utiliza moldes de galletas con formas divertidas para los más pequeños. Sigue los mismos pasos para el cocinado, y a disfrutar. Seguro que repites.

VERDURAS

BÁSICOS VERDURAS

Me parece importante arrancar esta sección con un apartado muy básico de tiempos, temperaturas y maneras de cocinar verduras y hortalizas para que, a partir de aquí, puedas componer tus platos y recetas.

Te soy sincera, me ha costado mucho atreverme a meter verduras en la freidora de aire. Me daba miedo que se quedaran duras o se quemaran. Al final, a base de experimentar, me he dado cuenta de que la clave está en la temperatura y que, si le pillas el truco, la verdura se cocina fenomenal. ¿Cuál era mi problema, y quizá el tuyo también? Pues que tenía en la cabeza los 180-190-200 °C con los que se hacen casi todas las cosas y para la mayoría de las verduras esto es demasiado. Para que una berenjena o un espárrago salgan blanditos por dentro sin quemarse, necesitan tiempos más largos de cocinado a temperaturas más bajas.

Te dejo a continuación los que he conseguido que sean mis tiempos y temperaturas perfectos. Si quieres mezclar varios ingredientes es cuestión de jugar con los tiempos. Importante: empieza siempre con el que más tiempo tarda en hacerse. Igual que cuando haces un sofrito no pones todos los ingredientes a la vez, en tu airfryer tampoco.

Ojo, mis tiempos, como siempre te digo, son orientativos, no significa que para ti sean los mismos, porque ya sabes que depende del tamaño de las hortalizas, de los cortes, de la máquina que tengas, etc. Pero creo que pueden ser muy orientativos y útiles.

PIMIENTO

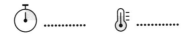

INGREDIENTES
---

pimiento   AOVE en espray

---

1. Puedes utilizar pimiento rojo, verde o amarillo. Córtalo en tiras finas o cuadritos, la clave siempre está en que sean piezas similares entre sí para que se cocinen al mismo tiempo.
2. Precalienta la freidora de aire 3 minutos a 200 °C e introduce el pimiento en la cesta. Procura no saturar, para que el aire circule bien y se cocine por igual. Puedes colocarlo en un recipiente de silicona. Espolvorea con un poco de aceite en espray y cocina 15 minutos a 180 °C. Sacude de vez en cuando.

TRUCO

Quita fácilmente el tallo del pimiento apretando con fuerza hacia dentro con el pimiento entero. Verás que se mete hacia dentro y, en cuanto lo cortes por la mitad, tendrás tallo y semillas a la vez.

VERDURAS

PIMIENTOS DE PADRÓN

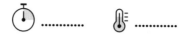

Para mí los pimientos de Padrón son un auténtico vicio. Me gustan tanto que hasta intenté cultivarlos en mi huerto, con poco éxito, ya que me salieron todos picantes. Prepararlos en la freidora de aire es la cosa más fácil del mundo.

INGREDIENTES

150 g de pimientos de Padrón por persona	un chorrito de AOVE

1. Precalienta la máquina 5 minutos a 200 °C.
2. Introduce los pimientos en la cesta con un poquito de aceite y programa 8 o 10 minutos a 180 °C. Sacude la cesta a mitad de cocinado para que se doren por todas las caras.
3. Sirve con un poco de sal, un huevo frito y unos choricitos al lado, a ser posible.

¿Sabes por qué...

... unos pican *e outros non*? En 2019 estuve en Herbón, Pontevedra, con mi gran amigo Ramón Aranguena, grabando un reportaje en plena recolección del que es el pimiento gallego por excelencia. Allí nos recibió Milagros, que nos explicó muchísimas curiosidades, entre ellas, por qué unos pican y otros no. Todo es culpa de la capsaicina, una molécula que se desarrolla en los chiles y que hace que piquen como un demonio. ¿Y por qué no todos pican? Pues porque la capsaicina se desarrolla en ciertos momentos, por ejemplo, cuando la planta sufre una noche de mucho estrés térmico (si bajan mucho las temperaturas).

Milagros me contó que los lugareños son capaces de reconocer de un vistazo los pimientos que van a picar. ¿Las claves? El color: los verdes muy intensos pican. También los grandes y, por supuesto, los que se ponen rojos. Y yo le pregunté: «Si sabéis cuáles son los que pican y recolectáis a mano uno a uno, ¿por qué a veces encontramos alguno picante?». Y muy pícara me respondió: «Porque entonces no podríamos decir que unos pican *e outros non*». Así que, si algún día te toca sufrir un poquito con un pimiento picante, ya sabes de quién es la culpa. Fuera bromas, a mí me encanta que me toquen los picantes.

Ah, y todos son pimientos de Padrón, que es la variedad. Pero si los que compras son de Herbón, que sepas que tienen la Denominación de Origen Protegida. Es decir, que todos son de Padrón, pero solo los de Herbón tienen denominación.

CHAMPIÑONES

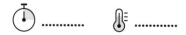

INGREDIENTES

champiñones
AOVE en espray

sal al gusto

1. Lo primero que tienes que hacer es limpiar las setas, siempre con un trapo húmedo, nunca con agua directamente del grifo, ya que son tan porosas que absorben todo el líquido.
2. Precalienta la máquina 5 minutos a 200 °C. En función de si dejas el champiñón entero o lo laminas, los tiempos son diferentes.

* **Para champiñones enteros,** quita el tronco (no lo tires, lo puedes cocinar igualmente), añade un poco de sal y aceite en espray y coloca directamente en la cesta. Programa 15 minutos a 180 °C. Pasados 10 minutos, abre y da la vuelta para que se cocinen por igual. Puedes añadir un majado de ajo y perejil para darles más sabor, incluso unos taquitos de jamón serrano.

* **Si prefieres champiñones laminados,** córtalos de un grosor similar, colócalos en la cesta, añade un poco de aceite en espray y sal y cocina 8 minutos a 180 °C. Pasados 5 minutos, abre y sacude la cesta para que se muevan y se hagan por todos los lados.

TRUCO PARA CONSERVAR LOS CHAMPIÑONES

¡Cómpralos siempre enteros, ya que son más baratos y te van a durar más tiempo frescos! Al llegar a casa, no los metas en la nevera en el envase de plástico en el que vienen. Para que se conserven muchos más días en perfectas condiciones, sácalos, con ayuda de un trapo un poco húmedo elimina la tierra con cuidado. Cubre un túper con papel de cocina y dispón los champiñones, boca abajo. Coloca más papel de cocina por encima, cierra el túper y refrigera.

ESPÁRRAGOS VERDES

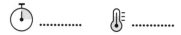

Te recomiendo que compres siempre espárragos de temporada, en España tenemos un producto de muchísima calidad. El refrán dice: «Los de abril para mí, los de mayo para mi amo y los de junio para mi burro». Es decir, en abril y mayo come espárragos como si no hubiera un mañana, y, si los compras a partir de junio, ya sabes que no van a ser de muy buena calidad. El resto del año lo más probable es que los importemos de Ecuador.

INGREDIENTES

espárragos verdes	AOVE en espray	sal al gusto

1. Limpia los espárragos y corta la parte blanquecina de abajo, ya que es demasiado fibrosa. ¿No sabes por dónde cortar? El truco es doblar con las manos uno a uno. Llegará un momento en el que notarás resistencia y el espárrago se partirá de forma limpia. Esa es exactamente la zona que hay que quitar.
2. De nuevo, aquí los tiempos van a depender del grosor de los espárragos. Precalienta la freidora de aire 5 minutos a 200 °C. Introduce los espárragos en la cesta, todos ordenados en fila, sin que se monten los unos encima de los otros.
3. Añade aceite en espray y sal, y cocina 10 minutos a 170 °C. Abre a los 5 o 6 minutos para darles la vuelta. Si pasado el tiempo de cocinado no se han ablandado, programa 5 minutos más. Si los quieres tostaditos por fuera, una vez hechos, da un golpe extra de 3 minutos a 200 °C.

¿Sabías que...?

Los espárragos blancos se recolectan bajo tierra, antes de que salgan a la superficie. Por eso tienen ese color blanquecino, porque el sol no ha activado la clorofila. Los espárragos verdes son los que se dejan crecer y se cortan cuando ya tienen una largura importante en la superficie.

TRUCO

Cuando compres espárragos, introdúcelos en la nevera dentro de un vaso con un poco de agua (como si fueran un ramo de flores). Te van a durar mucho más tiempo frescos.

CALABAZA ASADA

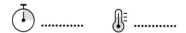

La calabaza es la hortaliza de las hortalizas. Se puede utilizar en decenas de recetas de lo más variadas. Por eso, cuando llega la temporada a final de verano, hay que aprovechar y cocinarla hasta el agotamiento. Yo suelo consumir la variedad cacahuete, que es la que cultiva mi padre en el huerto y nos sale hasta por las orejas. Prácticamente todas las recetas que vayas a hacer con calabaza van a requerir que primero la ases, ya que tiene una carne muy dura. Puedes hacerlo en el horno y también en la freidora de aire.

INGREDIENTES

1 calabaza	un chorrito de AOVE

Te doy dos opciones:

1. Parte la calabaza por la mitad (si es de las pequeñas), introduce en la freidora de aire (previamente precalentada) con un poco de aceite por encima y cocina unos 40 minutos a 180 °C (hasta que al pinchar la notes blanda).
2. Corta la calabaza en rodajas, tiras o cubos, ponla en la cesta con un poco de aceite y cocina 20-25 minutos a 180 °C. Lo mismo, cuando la veas blanda la tienes.

**TRUCO PARA
PELAR LA CALABAZA**

Mi consejo es que la cocines siempre con piel (ya sea entera, por la mitad o en rodajas), ya que pelarla con cuchillo o pelador es bastante laborioso debido a su dureza. Una vez blanda la carne, la piel sale prácticamente sola.

SALSA DE TOMATE

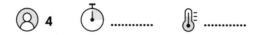

¿Se puede hacer salsa de tomate casera en la airfryer? La respuesta es sí y el resultado es muy bueno. Para mí, lo mejor de todo es que puedes dejar los ingredientes en la cesta y olvidarte. Si eres persona multifunción como yo, reconocerás que esto es vital para sobrevivir al día.

INGREDIENTES

1 kg de tomate
½ cebolla
2 ajos
½ puerro
1 zanahoria

sal y pimienta al gusto
orégano o albahaca al gusto
un chorrito de AOVE
agua

1. Precalienta la máquina 5 minutos a 170 °C.
2. Trocea las verduras en trozos gorditos (la zanahoria mejor en rodajas algo más finas para que se haga antes).
3. Deja los tomates enteros y haz dos cortes en forma de cruz en la base con un cuchillo afilado para que luego puedas pelarlos sin esfuerzo.
4. Mete en la cesta de la freidora de aire todas las verduras. Echa un chorrito de aceite de oliva.
5. Programa 25 o 30 minutos a 165 °C.
6. Pasado ese tiempo, el tomate ya tiene que estar hecho, así que sácalo con unas pinzas a un plato.

7. Deja el resto de las verduras 10 o 15 minutos más, hasta que veas que están blanditas.
8. Pela los tomates e introduce junto con las verduras en el vaso de la batidora. Añade una cucharadita de orégano o unas hojas de albahaca, sal y pimienta al gusto y tritura con la batidora con un chorrito de agua para que quede una salsa suave.
9. Ya podrías guardarla directamente en un bote, pues está lista para consumir.

TOMATE FRITO

Para transformar la salsa en tomate frito, pon todo en una sartén con un chorrito de aceite y cocina a fuego medio/bajo durante al menos 20 minutos. Si quieres conservarlo por más tiempo, ponlo en botes de cristal esterilizados previamente, cierra con tapas nuevas y ponlo al baño maría durante 30 minutos. Deja que enfríe a temperatura ambiente y etiqueta para que recuerdes la fecha en la que lo hiciste.

BERENJENAS ENTERAS

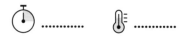

INGREDIENTES

½ berenjena por persona   AOVE en espray

---

1. Utiliza berenjenas de un tamaño intermedio para que se cocinen más rápido y puedas meter más de una en la cesta de la freidora de aire. Precalienta la máquina 5 minutos a 200 °C.
2. Lava bien las berenjenas y córtalas por la mitad de forma longitudinal, desde la base al rabito, sin llegar al final. Se tiene que poder abrir como si fueran un libro.
3. Pulveriza con un poco de aceite, introduce en la cesta y cocina entre 25 o 30 minutos a 165 °C. Sabrás que están cuando la carne esté superblandita.

    Aquí es clave no poner mucha temperatura, porque queremos asar, y si nos excedemos en calor las podemos quemar. Si pasado ese tiempo todavía no están blandas, ponlas un rato más (les puedes dar la vuelta a mitad de cocción).

TRUCO

¿Se te mueve mucho la tabla a la hora de cortar alimentos? Coge unos trozos de papel absorbente o unas servilletas de papel, mójalas bien con agua y colócalas entre la mesa y la tabla. Aprieta con fuerza y vas a ver cómo la tabla queda perfectamente sujeta.

BERENJENAS RELLENAS

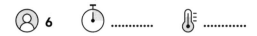

Esta receta es un clásico del horno que no podía faltar en su versión airfryer. Aquí la clave está en conseguir que queden bien blanditas para que puedas comerlas con piel sin notar diferentes texturas.

INGREDIENTES

3 berenjenas medianas
relleno de carne y verduras para cada media berenjena

queso rallado al gusto

1. Vamos a combinar dos recetas. Por un lado, vas a asar dos o tres berenjenas siguiendo las indicaciones de la página anterior.
2. El paso a paso del relleno lo tienes en la página 210 (utilizo el mismo que para la lasaña). Lo único que va a cambiar es el último paso: una vez que tengas las berenjenas asadas, córtalas por la mitad y extrae la carne con ayuda de una cuchara. Trocea la carne muy finita y mézclala con el resto del relleno.
3. Ya solo te queda rellenar cada mitad de berenjena con la pasta y cubrir con queso rallado.
4. Precalienta la máquina 5 minutos a 200 °C.
5. Cocina las berenjenas 7 minutos a 190 °C.

✺ ✺ ✺

VERDURAS

SABICONSEJO

Si te sobra carne del relleno, guárdala, mézclala con más tomate frito y ya tienes boloñesa para tu próximo plato de pasta. Los italianos te dirían que pasta fresca y larga: tagliatelle, espaguetis, pappardelle..., nada de macarrones o fusillis. Ah, y no se te olvide ponerle parmesano por encima.

BASTONES DE BERENJENA CON MIEL

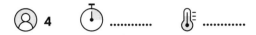

Esta receta es un clásico del horno que no podía faltar en su versión airfryer. Aquí la clave está en conseguir que queden bien blanditas para que puedas comerlas con piel sin notar diferentes texturas.

INGREDIENTES

1 berenjena	pan rallado para rebozar	AOVE en espray
1 vaso de leche	sal al gusto	miel al gusto
harina para rebozar	pimienta al gusto	
1 huevo		

1. Lava la berenjena, córtala en bastones del mismo grosor e introdúcelos en un bol con leche. Este truco nos lo dio hace años un cocinero profesional y creo que es la clave para que esta receta salga de diez. Déjalos mínimo 30 minutos, y si es más, mejor. La leche va a quitar el amargor y, como la berenjena es porosa, va a absorber buena cantidad de la leche, con lo que quedarán extrajugosos.
2. Precalienta la máquina 5 minutos a 200 °C.
3. Entretanto escurre la leche, salpimienta a gusto y pasa las varas por harina, huevo y pan rallado. Añade un poco de aceite en espray y coloca en la cesta.
4. Cocina 15 minutos a 180 °C. Da la vuelta a los 7 u 8 minutos.
5. Sirve con miel y disfruta de este manjar.

¿Sabías que...?

Puedes saber de dónde es alguien en función de la miel que le gusta. Hace unos meses estuve grabando un reportaje para Telemadrid en el que enseñamos el proceso de elaboración de la miel desde la colmena hasta el bote. Allí, Iván de Madrid Miel, un auténtico enamorado de su trabajo, compartió muchísimas curiosidades conmigo. Es de esas personas que destilan amor y pasión por lo que hacen, tanto que logró convencerme de que las abejas son seres adorables, y yo, que les tengo auténtico terror, me quité el guante y toqué un enjambre entero con las manos.

El caso es que, entre las muchas curiosidades que me contó, me encantó eso de que puedes averiguar la zona en la que se ha criado alguien por el tipo de miel que le gusta. Y tiene sentido, puesto que desde pequeños educamos el paladar y, si en nuestra región es típica la miel de azahar, porque hay muchos naranjos y limoneros, es probable que ese sea nuestro sabor de miel favorito. Así, si eres de Zaragoza como yo, es probable que ames la miel de romero, tomillo o lavanda. Lo mismo si te has criado en la zona de Levante.

En mi caso se confirma: mi miel favorita es la de lavanda, por la que Iván tiene un premio a una de las mejores mieles del mundo.

Los castellanos y la gente del norte seguramente prefiráis mieles más oscuras y fuertes: de encina los salmantinos, de brezo o castaño los leoneses y de cerezo los cacereños.

¿Y los madrileños? La de romero o mil flores. ¿Es así? Quizá ahora, con la globalización, no se cumple a raja tabla, pero estoy segura de que en nuestros padres, abuelos y bisabuelos sí.

CALABACÍN ASADO

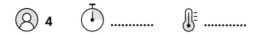

Te va a sorprender lo blando y jugoso que queda el calabacín en la freidora de aire. Para hacerlo relleno, te recomiendo que lo ases así en vez de cocerlo. A partir de este paso, vas a poder hacer mil recetas, como, por ejemplo, minipizzas de calabacín, lasaña, ensaladas, etc.

INGREDIENTES

2 calabacines	AOVE en espray	sal al gusto

1. Precalienta la cesta de la freidora de aire 5 minutos a 180 °C.
2. Corta el calabacín por la mitad de forma longitudinal. Si lo prefieres entero, hazle unos pinchacitos por todo el cuerpo.
3. Pulveriza con un poco de aceite en espray y, si quieres, sal.
4. Coloca el calabacín en la cesta y programa 20 o 25 minutos a 165 °C (el tiempo va a depender del tamaño de la pieza). Cuando al pinchar con un cuchillo lo notes blandito, está hecho.

VERDURAS

CALABACÍN RELLENO DE ATÚN Y QUESO

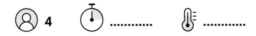

Apunta esta receta en tu lista de «Para salvar las cenas». Es una manera deliciosa de consumir calabacín. No sé si a ti te pasa, pero en mi casa, que en verano tenemos huerto, los calabacines nos llegan a salir por las orejas. Cuando ya has regalado a todo el mundo, tienes que crear nuevas maneras de prepararlos para no morir de aburrimiento.

INGREDIENTES

2 calabacines medianos	queso rallado al gusto
2 latas de atún	sal al gusto

1. Sigue los pasos de la receta anterior.
2. Cuando lo tengas blandito, córtalo en dos mitades y vacía con cuidado (espera a que enfríe un poco para no quemarte). Mezcla la carne del calabacín con dos latas de atún, queso rallado y sal al gusto. Cubre con más queso rallado por encima.
3. Precalienta la freidora de aire 5 minutos a 180 °C, mete los calabacines en la cesta y programa 10 minutos a 180 °C. ¡Ya tienes cena!

RAVIOLI DE CALABACÍN

👤 4 ⏱ .... 🌡 ....

Estos raviolis quedan monísimos para servir en una cena con familiares o amigos, además de que están riquísimos.

INGREDIENTES

1 calabacín pequeño y alargado
4 lonchas finas de jamón de York o pavo
4 lonchas de queso
harina para rebozar
1 huevo
pan rallado para rebozar
sal y pimienta al gusto
AOVE en espray

1. Precalienta la máquina 5 minutos a 200 °C.
2. Corta el calabacín por la mitad y después en tiras finas con la mandolina.
3. Coloca dos lonchas de calabacín en cruz. En la parte central de la cruz pon el jamón y el queso (córtalo para que encaje perfecto). Ahora cierra primero las alas exteriores y luego las interiores (formando un pequeño cubo). La lengüeta que sobresale métela por dentro, como si fuera un sobre. Pasa los saquitos por harina, huevo y pan rallado, pulveriza con un poco de aceite en espray y cocina 10 minutos a 180 °C. Da la vuelta a la mitad de tiempo.

✳ ✳ ✳

VERDURAS

TEMPORADA

Si bien es cierto que lo encontramos en nuestros supermercados todo el año, la temporada del calabacín es durante los meses de verano. Si tienes un pequeño terreno, te animo a que en el mes de mayo plantes unas matas de calabacín, incluso puedes hacerlo en una maceta en casa si tienes espacio, aunque lo mismo se te va de las manos. Riega a diario para disfrutar de esta fresca hortaliza durante los meses estivales. Ah, y si te salen demasiados, que sepas que las flores también se comen, rellenas de queso crema y rebozadas en tempura son una exquisitez.

LASAÑA DE CALABACÍN

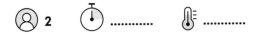

Esta receta es un básico de la airfryer. Probablemente ya la hayas hecho, pero, si no, ya tienes cena para esta noche. También es perfecta para servir en una cena improvisada con amigos. Está lista en 25 minutos y el resultado es espectacular.

INGREDIENTES

- 1 calabacín
- 3 o 4 lonchas de jamón de York en lonchas
- 3 o 4 lonchas de queso
- 1 lata de atún al natural
- 150 ml de tomate frito casero
- orégano al gusto
- 1 puñado de queso rallado
- sal y pimienta al gusto

1. Corta el calabacín por la mitad de forma transversal y haz cortes finos con una mandolina. Seca muy bien las lonchas con papel absorbente.
2. En un molde de cristal o en una cesta de papel vegetal coloca una primera capa de tomate frito.
3. Salpimienta las láminas de calabacín y cubre el fondo del molde con ellas, con cuidado de que no se monten unas sobre otras. Sigue con una capa de jamón de York, otra de calabacín, otra de atún con tomate, otra de calabacín, otra de queso y otra de calabacín. Cubre con más tomate frito.
4. Precalienta la freidora de aire 5 minutos a 200 °C.
5. Cocina 20 o 25 minutos a 170 °C. Abre la cesta y cubre con queso rallado. Programa otros 5 minutos más.

VERDURAS

¿Sabías que...?

Las plantas de calabacín tienen dos tipos de flores: macho y hembra. Es decir, que no todas las flores van a dar calabacín. ¿Y cómo se diferencian? Hay que fijarse en el tallo. Si la flor es masculina, tendrá un tallo fino, como cualquier flor. Las hembras tienen un tallo o peciolo que parece un calabacín en miniatura. Este pequeño *bebé* empezará a crecer cuando la flor sea polinizada. Las abejas e insectos tienen esta misión, pero también se puede hacer de forma manual, con un pincel. Esto me lo enseñaron, cómo no, grabando un reportaje. Si frotas el pincel dentro de la flor macho y después en la hembra, en unos días tendrás un rico fruto con el que hacer tu lasaña.

SANJACOBOS DE CALABAZA

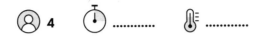

Al final del verano empieza la temporada de la calabaza. Creo que es una de mis verduras favoritas por su versatilidad. Queda bien en cremas, risottos, bizcochos, pasta, ensaladas, panes… y también sola. Si eres amante de esta verdura, prueba a hacerla en formato sanjacobo. Te va a encantar.

INGREDIENTES

1 calabaza alargada
15-20 lonchas de jamón de York o pavo
15-20 lonchas de queso
harina para rebozar
1 huevo
pan rallado para rebozar
sal y pimienta al gusto
AOVE en espray

1. Precalienta la freidora de aire 5 minutos a 200 °C.
2. Corta la calabaza en rodajas de un dedo de grosor.
3. Pinta con aceite de oliva y cocina en la freidora de aire unos 20 o 25 minutos a 180 °C. Cuando estén blanditas, las tienes.
4. Saca las rodajas, quita con cuidado la piel y rellena dos rodajas con jamón y queso.
5. Salpimienta, pasa por harina, huevo y pan rallado, y cocina 10 minutos a 180 °C. Da la vuelta cuando haya transcurrido la mitad del tiempo para que dore por las dos caras.

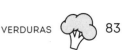

¿Sabías que...?

Existen cientos y cientos de variedades de calabazas en el mundo, más de ochocientas. Hace unos años estuve en Mallorca grabando un reportaje con mi amigo Ramón Arangüena. Le íbamos a convertir en payés por un día. En la localidad de Muro conocimos a un auténtico payés, Miquel, un señor encantador que cultivaba más de ochenta variedades de calabaza. Nos quedamos maravillados de la cantidad de formas, colores y tamaños que pueden tener. Algunas superan los quinientos kilos. De hecho, allí, en Muro, en otoño celebran un concurso en busca de la calabaza más grande. Si tienes oportunidad, visítalo, porque es espectacular.

PISTO

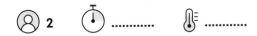

Esta receta es un fondo de armario de tu menú semanal. Puedes prepararla para comerla sola, añadirle un huevo para tener un plato completo, servir como guarnición de otras elaboraciones, cocinar como relleno de empanadas o empanadillas, etc. Vamos, márcate esta página, porque vas a volver.

INGREDIENTES

1 pimiento verde	5 cucharadas de tomate triturado o un tomate rallado	AOVE al gusto
1 pimiento rojo		1 o 2 huevos
1 cebolla		a temperatura
1 calabacín	sal al gusto	ambiente (opcional)

1. Trocea todas las verduras en daditos pequeños y pica la cebolla muy finita.
2. Precalienta la máquina 5 minutos a 180 °C.
3. Pon la cebolla con un poquito de aceite en un recipiente de cristal refractario o silicona. Programa 5 minutos a 165 °C.
4. Añade el resto de las verduras menos el tomate con un poco más de aceite de oliva. Programa 20 minutos a 180 °C (remueve un poco a mitad de tiempo).
5. Añade el tomate, pon sal al gusto y otro chorrito de aceite si lo ves muy seco y cocina otros 7 o 10 minutos a 180 °C.
6. Si lo quieres acompañar con huevo, en los últimos cinco minutos añade uno o dos huevos a temperatura ambiente sobre las verduras y programa entre 5 y 7 minutos a 190 °C. Si te gusta la yema más hecha, deja un par de minutos más.

VERDURAS

TRUCO

Si se te han quedado mustias las hojas de lechuga o cualquier verdura de hoja, no las tires, que puedes revivirlas. Pon un bol con agua muy fría y el zumo de medio limón. Sumerge las verduras y déjalas un buen rato (incluso dentro de la nevera). Vas a ver cómo, por arte de magia, recuperan su turgencia.

PASTEL DE BRÓCOLI Y QUESO

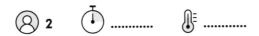

Esta receta te va a salvar más de una cena. Va dedicada a aquellas personas a las que les cuesta comer verdura, sobre todo cuando ven arbolitos de brócoli en el plato. También puede ser un plato de aprovechamiento si te ha sobrado verdura de la comida y no te apetece repetir. ¡Aquí no se tira nada!

INGREDIENTES

5 o 6 arbolitos de brócoli	un puñado de queso rallado
2 huevos	sal y pimienta al gusto

1. Si, como a mí, te gusta el brócoli muy blandito, te recomiendo que previamente cocines los arbolitos al vapor o en una sopera con abundante agua con sal.
2. Precalienta la freidora de aire 5 minutos a 200 °C.
3. Bate los huevos, salpimienta al gusto y ponlos en un recipiente apto para la airfryer, como una cesta de papel vegetal. Incorpora unos cuantos arbolitos de brócoli y cubre con queso rallado.
4. Cocina 6 minutos a 180 °C. Si al terminar todavía no está el huevo hecho, programa un par de minutos más a 200 °C.

VERSIÓN 2.0

En realidad esta receta puedes hacerla con las verduras que quieras, incluso combinar varias: calabacín, romanesco, cebolla, tomate, pimiento... Las versiones son infinitas.

COLIFLOR GRATINADA

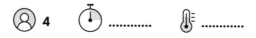

Esta receta es de mi suegra. Nos la puso el otro día y me encantó, así que le pedí permiso para compartirla contigo en este libro. Es un plato sencillo, saludable y, lo mejor de todo, muy rico. Si no eres muy de coliflor, como yo, de esta forma te va a gustar, estoy convencida. Yo repetí.

INGREDIENTES

1 coliflor pequeña
3 o 4 cucharadas de mayonesa
3 huevos
queso rallado al gusto
sal y pimienta al gusto

1. Lava la coliflor, quita las hojas y el tronco y separa los arbolitos.
2. En una sopera pon agua con un poco de sal y espera a que hierva. Añade la verdura y deja que cueza unos 10 o 15 minutos (debería quedar al dente, no demasiado blanda).
3. Apaga el fuego y deja la coliflor dentro reposando un buen rato (mi suegra la deja toda la noche, aunque un rato hasta que enfríe el agua es suficiente).
4. Cuece tres huevos (puedes hacerlo en una sopera o en la airfryer siguiendo los pasos de la página 103).
5. Precalienta la freidora de aire 5 minutos a 200 °C.
6. Escurre bien la coliflor y mézclala con los huevos picados y la mayonesa. Salpimienta al gusto y pásala a un molde (mi suegra utiliza uno metálico circular, de los de hacer pasteles).

7. Cubre con queso rallado y cocínala en la freidora de aire 8 o 10 minutos a 180 °C. Cuando el queso esté fundido y tostado, lo tienes.

VERSIÓN 2.0

Haz lo mismo con romanesco, te quedará más delicado.

TRUCO PARA QUE NO HUELA

Si nunca cueces coliflor para que tu casa no huela mal, ¡tengo la solución! Bueno, hay varias, prueba para ver cuál es la que mejor te funciona. Cuando el agua esté hirviendo, antes de añadir la verdura, echa el zumo de un limón. También vale un chorro de leche o de vinagre. Yo lo hago siempre con limón, y de verdad que va bien. Hombre, algo huele, pero prácticamente nada y, en cuanto terminas de cocinar, desaparecen las pruebas del delito y ningún vecino sabrá jamás que has estado haciendo coliflor.

VERDURAS

ROLLITOS DE PRIMAVERA

10 comensales | 20 unidades

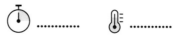

Si me preguntas quién es la persona que mejor cocina del mundo, mi respuesta es: «Mi yaya» (no te ofendas, mami). La pena es que es muy mayor y ha dejado de hacerlo. Recuerdo con auténtica pasión sus patatas fritas, su pollo asado, los macarrones, las trufas de chocolate, las flores, los coquitos, el guirlache… Ay, esas abuelas que cocinaron para tantos durante toda su vida, que no escatimaban en azúcar, aceite, pastillitas de caldo concentrado (no diré la marca). Y claro, esa comida estaba increíblemente buena.

Reconozcámoslo, por muy de moda que estén, las recetas ultrasaludables con dos ingredientes jamás estarán a la altura de nuestras predecesoras. El caso es que mi abuela era muy moderna y hace más de treinta y cinco años ya hacía rollitos de primavera. Su receta pasó a mi madre, que era la única manera con la que conseguía que yo me comiera la verdura. Y ahora yo los hago muchísimo, porque me siguen encantando. Eso sí, en mi airfryer, que vengo de una generación que repele la fritanga.

Fuera bromas, los he cocinado en la sartén y en la freidora de aire, y me gusta más la segunda opción porque, además de reducir la cantidad de grasa, no se rompen nunca (en sartén a veces es complicado trabajar la masa).

INGREDIENTES

100 g de zanahoria
50 g de apio
100 g de puerro
200 g de repollo
200 g de acelga

4 hamburguesas de pollo
   (de las de carnicería mejor)
20 hojas de pasta especial
   para rollitos (2 paquetes)
AOVE en espray al gusto

1. Lo más laborioso de la receta es cortar todas las verduras en juliana. Cuécelas durante 3 minutos en abundante agua con sal. Escurre y reserva. Guarda el agua de la cocción para hacer un caldo.
2. En una sartén cocina las hamburguesas, aplástalas con la cuchara de madera para que te quede una especie de carne picada. ¿Por qué no usar carne picada de pollo directamente? Porque mi abuela las hacía así y porque las especias que le ponen a las hamburguesas de pollo de carnicería les dan un toque riquísimo a los rollitos.
3. Cuando la carne esté desmenuzada y se empiece a hacer, añade todas las verduras y deja que cocine y reduzca el agua que sueltan durante unos 15-20 minutos. Deja enfriar varias horas en la nevera.
4. Para montar los rollitos necesitas pasta de rollitos, que venden en muchos supermercados y en tiendas especializadas en comida asiática. Si no los encuentras, puedes comprar planchas de pasta filo. ¿Cuál es el problema si los haces con pasta filo? Que es una pasta fina y delicada que se rompe con mirarla. Así que te aconsejo que pongas varias capas para que con la humedad no se rompan los rollitos.
5. Precalienta la freidora de aire 5 minutos a 200 °C.
6. Para montar los rollitos, pon una moderada cantidad de relleno en el centro del cuadrado de la hoja, cierra de una esquina, después de las dos laterales y haz rodar el rollito hasta terminar la esquina que queda.
7. Coloca los rollitos en la cesta, pinta con un poco de aceite y cocina 8 o 10 minutos a 180 °C. Da la vuelta transcurrida la mitad del tiempo para que se hagan bien por las dos caras.

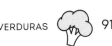

¿Sabías que...?

La acelga y la remolacha son primas hermanas. Lo descubrí, cómo no, grabando un reportaje. Con la acelga verde de toda la vida no se nota mucho, pero si te fijas en una planta de acelga roja o amarilla, las hojas y los tallos son prácticamente iguales que los de la remolacha. La acelga también tiene un bulbo, aunque más pequeño, y al corte tiene los mismos patrones circulares que la remolacha. Entonces ¿se comen las hojas de la remolacha? La respuesta es sí. Tienen un montón de propiedades y son supersaludables.

BASTONES DE BONIATO

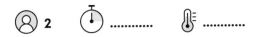

2

El boniato es un tubérculo que ha venido para quedarse. Yo lo descubrí hace pocos años y reconozco que me encanta. Parece una patata naranja, pero su sabor no tiene nada que ver, es dulce y de textura cremosa. Mi forma favorita de consumirlo es en bastones, como si fueran patatas fritas.

INGREDIENTES

| 1 boniato | AOVE en espray | sal al gusto |

1. Pela el boniato y córtalo en bastones uniformes para que se hagan todos por igual. Lávalos bien para quitar el almidón.
2. Como es un tubérculo bastante duro, me parece importante cocinarlo primero a baja temperatura para que se reblandezca. He visto que hay gente que lo mete al microondas o lo cuece primero. Para mí, en la airfryer se consigue un resultado de 10.
3. Precalienta la freidora de aire 3 o 5 minutos a 120 °C.
4. Introduce los bastones con cuidado de que no se monten los unos encima de los otros. Pulveriza con aceite de oliva en espray, un poco de sal y cocina 15 minutos a 120 °C. Sacude a mitad de cocción.
5. Pasado ese tiempo, programa 15 minutos más a 180 C. De esta forma, van a quedar más dorados por fuera y blanditos por dentro.

✺ ✺ ✺

VERDURAS

SABICONSEJO

Si quieres añadir especias a los bastones de boniato es mejor que lo hagas antes de cocinarlos en la freidora de aire, así cogerán todo el sabor. A mí me gustan con pimentón, ajo en polvo, sal, pimienta y cayena.

CRUJIENTE DE ALCACHOFAS Y PARMESANO

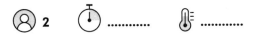

Si eres amante de las alcachofas, tienes que probar esta receta. Y si no te hacen mucha gracia, también, porque, al ir acompañadas de queso parmesano y ser muy crujientes, se convierten en un plato adictivo. Te lo digo yo, que no soy fan de la verdura.

INGREDIENTES

alcachofas cocidas	sal y pimienta negra	AOVE en espray
queso parmesano	al gusto	

1. No te voy a dar cantidades, aún a riesgo de que a mi editora le dé un cortocircuito, porque todo va a depender del tamaño del recipiente que vayas a utilizar. Yo lo preparo en una bandeja de papel vegetal de las de airfryer.
2. Cubre el fondo con una buena capa de queso parmesano recién rallado con un poco de pimienta negra. Parte los corazones de alcachofa cocida por la mitad y colócalos, con la parte plana mirando al queso. Añade un pelín de sal y un poco de aceite de oliva en espray.
3. Precalienta la máquina, 5 minutos a 200 °C.
4. Introduce la bandeja y cocina 10 minutos a 200 °C.
5. Transcurrido el tiempo, da la vuelta al crujiente (te habrá quedado un bloque cuadrado porque el queso se habrá fundido) y cocina 2 minutos a 200 °C para que termine de dorar.

TRUCOS PARA PELAR ALCACHOFAS

Si nunca compras esta verdura porque no tienes ni idea de cómo enfrentarte al momento del pelado, aquí te dejo todos los trucos para que puedas disfrutar toda la temporada de alcachofa, bueno, temporadas, ya que tiene una de octubre a diciembre y otra en primavera, de marzo a mayo.

¿Cómo sabes si una alcachofa es de calidad? Te lo va a decir el agujerito que tiene en la punta. Si está muy cerrado y *pretico*, que diríamos en Aragón, es decir, al presionar las hojas están duras, es que están espectaculares. Si está más abierto y, al apretar, las notas blandas, mejor elige otra verdura.

Pelado tradicional

Cuando llegues a casa, prepara un bol de agua fría con un chorrito de limón. Ponte unos guantes de látex, ya que, si no, las manos se te van a quedar negras, y empieza a quitar hojas (un me quiere, no me quiere) hasta que la alcachofa pase de color verde a amarillo. Queremos solamente el corazón. Ahora, pela con un cuchillo la base y el tallo (sí, el tallo se come y está riquísimo). Corta la punta, quita la pelusa del interior (si es que tiene) y echa el corazón al agua fría para que no se oxide. Cuando estén todas limpias, prepara una olla de agua con sal y cuece en agua hirviendo durante 30 minutos (hasta que al pinchar las notes blandas).

Pelado exprés

Este truco me lo dio un cocinero y me parece tan top que yo ya siempre lo hago así. El único inconveniente que le encuentro es que, o tienes una olla muy grande, o haces poca cantidad, o lo tienes que preparar en varias tandas. Basta con llenar una olla con agua y sal, introducir las alcachofas tal cual, sin pelar, y dejar hervir durante 40 minutos. Apaga el fuego y deja que enfríe. Después verás que las hojas se caen sin ningún esfuerzo. Quita las hojas, pela la base y el tallo, corta la punta, y ya tienes los corazones listos para tus recetas.

CHIPS DE KALE

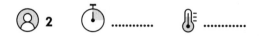

¿Estás en ese momento fatídico en el que te zamparías una bolsa entera de patatas fritas y encima con ansiedad? Te dejo una alternativa saludable con una verdura que quizá no conozcas o todavía no te resulte muy familiar: el kale. Te van a quedar unas chips crujientes, ligeras, llenas de vitaminas, sin casi calorías y encima ricas.

INGREDIENTES

- 1 manojo de kale
- 1 chorrito de AOVE
- sal al gusto
- 1 cucharadita de ajo en polvo
- 1 cucharadita de cebolla en polvo
- 1 cucharadita de pimentón

1. Lava y corta las hojas de kale en tiras de unos tres dedos de largo.
2. Precalienta la freidora 5 minutos a 170 °C.
3. Añade un chorrito aceite, sal, ajo y cebolla en polvo, pimentón y las especias que más te gusten. Mezcla bien.
4. Pasa a la cesta de la freidora de aire y programa 4 minutos a 165 °C. Vas a ver lo crujientes que salen y lo ricas que están. ¡Prepáratelas y a disfrutar de la serie!

¿Sabías que...?

El kale es una verdura de la familia de las crucíferas. Por su nombre parece que es algo muy exótico, pero no deja de ser una col de hoja rizada, familia de la berza, que hasta hace no mucho se daba a los animales porque los humanos no la consumíamos. En los últimos años ha cogido mucha fama porque se considera un superalimento. El kale, repleto de antioxidantes y fibra, contiene más calcio que la leche y es rico en vitamina A, C y K. Además, tiene potasio y magnesio. Vamos, que es supersaludable. ¿Cómo lo preparas? Puedes hacer como las famosas y licuarlo en zumo con otras frutas y hortalizas, hervirlo, saltearlo, prepararlo en tortilla... o hacerte estas chips crujientes que quedan deliciosas.

HUEVOS

HUEVOS DUROS

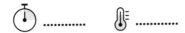

Receta polémica donde las haya porque habrá alguien que diga: «¿Para qué voy a hacer huevos en la airfryer cuando los puedo poner en una sopera con agua, donde, además, se hacen más rápido?». Pues sí, que tienes razón, pero… ¿y si un día se te estropea la vitrocerámica? ¿O no te apetece manchar el cazo? ¿O simplemente quieres probar a ver qué tal salen…?

Como esto es una biblia de la airfryer, yo te dejo la información, que el saber no ocupa lugar.

1. Introduce los huevos en la cesta de la freidora de aire (esta vez sin precalentar) y programa 15 minutos a 120 °C. Este tiempo es para unos huevos duros estándar, si los quieres un poco menos hechos, tan sencillo como ponerlos menos tiempo. Déjalos en agua muy fría durante unos minutos y ya puedes pelarlos.

TRUCOS

¿Sabes que puedes pescar los huevos con las varillas? Sí, con las que utilizas para montar nata o hacer la bechamel. Al ser flexibles, el huevo entra fácilmente y así te lo puedes llevar directamente bajo el grifo de agua fría para enfriar, sin quemarte las manos.
Si siempre se te rompen los huevos al pelarlos, ponlos en un túper con un chorrito de agua, cierra y agita (ni demasiado fuerte, ni demasiado suave). Así, se va a romper la cáscara y va a salir el huevo completamente limpio.

HUEVOS REVUELTOS

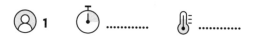

Si te gusta desayunar huevos revueltos, pero te da mucha pereza ponerte a cocinar a primera hora de la mañana, yo te aconsejo que los prepares en la airfryer. Desde que los probé, es uno de los desayunos que más repito, sobre todo porque luego no tengo que fregar la sartén, simplemente meter el recipiente de cristal en el que los preparo en el lavavajillas. Además, no llevan nada de aceite.

INGREDIENTES

1 o 2 huevos por ración
un chorrito de leche

sal y pimienta al gusto

1. Precalienta la airfryer 5 minutos a 200 °C.
2. Yo me suelo preparar un solo huevo, pero puedes hacerlo con dos, si quieres más proteínas, o cocinar para dos personas al mismo tiempo. Casca los huevos en el recipiente en el que los vayas a cocinar (yo uso un recipiente cuadrado de cristal refractario apto para el horno, aunque también puedes ponerlo en uno de silicona).
3. Añade un chorrito de leche para que la tortilla quede mucho más jugosa (puede ser leche desnatada o sin lactosa). Salpimienta al gusto.
4. Introduce el recipiente y cocina 4 o 5 minutos a 200 °C.
5. A los 3 minutos, abre la cesta. Verás que la parte de arriba empieza a estar tostada, como si fuera una tortilla. Remueve bien con una cuchara para que se formen los huevos revueltos.

A partir de aquí, en función de cómo te gusten de cuajados, pon más o menos minutos. Yo lo tengo dos minutos más.

IDEA DE PRESENTACIÓN

Para un desayuno completo y saludable, coloca los huevos revueltos sobre una tostada de pan y pon unas rodajas de aguacate encima. Así tendrás los hidratos de carbono, la proteína del huevo y las grasas del aguacate.

TRUCO

Si tus huevos llevan muchos días en la nevera y tienes dudas de si siguen en buen estado, no tienes más que llenar un vaso con agua y echarlos de uno en uno. Si el huevo se hunde directamente es que todavía está fresco; si empieza a flotar, significa que la cámara de aire que tiene en su interior ha crecido y que ya no está demasiado fresco. En ese caso, ábrelo y utiliza el olfato. A la más mínima duda, deséchalo, no queremos intoxicaciones.

TORTILLA FRANCESA

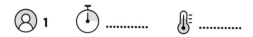

Sin manchar sartenes y sin aceite, hacer una tortilla francesa en la freidora de aire me parece un inventazo tanto para desayunos como para salvar las cenas cuando no te apetece cocinar.

INGREDIENTES

| 2 huevos | sal al gusto | un chorrito de leche |

1. Precalienta la máquina 5 minutos a 180 °C.
2. Yo las preparo en un molde de cristal refractario rectangular apto para la freidora de aire, pero también las puedes hacer en uno de silicona o en cualquier recipiente apto para la airfryer. Echa los huevos, bate, añade sal y un chorrito de leche.
3. Introduce la tortilla en la cesta y cocina 10 o 12 minutos a 175 °C. En mi máquina con 12 minutos queda perfecta, cuajada, jugosa y doradita por fuera.

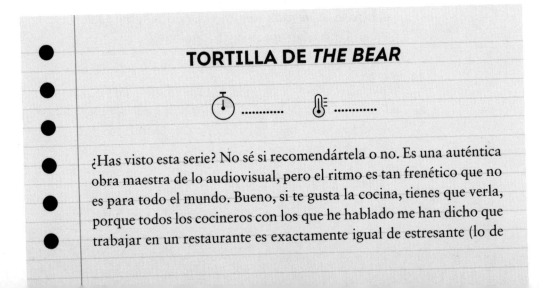

TORTILLA DE *THE BEAR*

¿Has visto esta serie? No sé si recomendártela o no. Es una auténtica obra maestra de lo audiovisual, pero el ritmo es tan frenético que no es para todo el mundo. Bueno, si te gusta la cocina, tienes que verla, porque todos los cocineros con los que he hablado me han dicho que trabajar en un restaurante es exactamente igual de estresante (lo de las movidas familiares ya depende de cada uno). El caso es que en la segunda temporada hay una secuencia que me volvió loca. ¡Una chef haciendo la tortilla francesa más apetitosa del mundo! Así que, después de ver la escena una y otra vez, me dispuse a probar. Me quedó tan rica que ya siempre las hago así. **Nota: es en sartén.**

INGREDIENTES

3 huevos	sal al gusto
1 nuez de mantequilla	1 hoja de cebollino
2 o 3 cucharadas de queso Boursin de ajo y finas hierbas	1 puñado de patatas fritas onduladas con salsa agria y cebolla

1. Primero prepara el relleno. Si encuentras queso Boursin, ponlo directamente en una manga pastelera. Yo mandé a mis padres a Francia a por él, ya que en Madrid no lo encontré. Si no, puedes comprar una crema de finas hierbas y ajo (estas sí existen en un supermercado normal) o hacerlo en casa, mezclando queso crema con ajo en polvo y finas hierbas. En cualquier caso, todo a la manga pastelera y a la nevera para que esté bien firme.
2. Bate los huevos y añade sal.
3. Pinta una sartén antiadherente con mantequilla y pon a fuego fuerte.
4. Echa el huevo y no dejes de dar meneítos a la sartén para que vaya cuajando el huevo y quede cremoso.
5. Haz una línea de queso con la manga pastelera a lo largo de toda la tortilla y enrolla con cuidado (este paso es el más difícil).
6. Emplata, frota un poco de mantequilla por la superficie de la tortilla, ponle un poco de cebollino y espolvorea unas migas de patatas de salsa agria y cebolla. ¡Sencillamente espectacular!

HUEVOS FRITOS

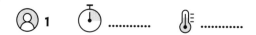

¿Huevos fritos con puntillita sin nada de aceite? ¿Eso es posible? A ver, no te voy a engañar, nunca vas a conseguir unos huevos fritos reales, con puntillita y bien de saborcito, si no los haces en la sartén con abundante aceite. Es un hecho, el que te diga lo contrario te está engañando. Peeeeeero en la freidora de aire sí puedes conseguir unos huevos a la plancha con un punto perfecto. Yo hace muchos años que no como huevos fritos de los de verdad, salvo en ocasiones especiales, cuando me los prepara mi madre, la reina de la fritanga, y siempre termino desquiciándola porque les paso el papel de cocina absorbente para reducir la grasa al máximo. Reconozco que no debería hacer esto, porque, si te los vas a comer una vez al año, cómetelos bien, y el resto de las veces hazlos en la airfryer siguiendo estos sencillos pasos.

INGREDIENTES

1 o 2 huevos por persona
AOVE en espray
sal al gusto

orégano y especias al gusto (opcional)

1. Saca los huevos un rato antes para que adquieran temperatura ambiente. Yo los hago en unos moldes de silicona especiales para hacer huevos en la freidora de aire. También valdrían los platitos de barro en los que se cocinan las gulas o un plato pequeño apto para horno. Si no, puedes probar sobre papel vegetal, aunque se te va a desparramar la clara.
2. Precalienta la máquina 3 o 5 minutos a 200 °C.

3. Pulveriza o pinta la base del molde con aceite. Introduce el huevo en la cesta.
4. Cocina 4 minutos a 170 °C. Si al abrir todavía lo ves poco hecho, programa minuto a minuto hasta que esté a tu gusto. Con 4 o 5 minutos la clara queda totalmente hecha, y la yema, líquida.

¿POR QUÉ ME GUSTA MÁS ESTA TÉCNICA QUE HACERLOS A LA PLANCHA?

Me podrás decir: «Pues, para hacerlos en la airfryer, los cocino a la plancha en la sartén, y ya está». Te diré que a mí me gusta la yema líquida y la clara cuajada, y en la sartén me resulta complicado conseguirlo sin echar mucho aceite, porque, para que se haga la clara en la zona de la yema, muchas veces hay que dar la vuelta, con el riesgo de que se rompa o de que se sobrecocine la parte amarilla. Y si no le das la vuelta, siempre queda algún rincón un poco *baboso*. En la airfryer el calor llega uniforme por todos los rincones y la clara se cocina estupendamente y mucho más rápido que en la sartén, así que prueba y me cuentas.

TRUCO

Congela un huevo, sí, sí, entero, tal cual. Pélalo con cuidado y corta en rodajitas con un cuchillo bien afilado. Ponlas en la sartén con un poquito de aceite y tienes minihuevos fritos. Utilízalos como sustituto a los huevos de codorniz en tapas y pinchos o para los más peques, les van a encantar.

HUEVOS POCHÉ

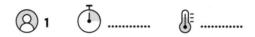

Lo reconozco, todavía no he conseguido que me salga bien un huevo poché a la primera. Sí, el tradicional, el de toda la vida que se hace con agua, chorrito de vinagre y remolino. Siempre se me destrozan. He probado el truco de hacerlos envolviéndolos en papel film y cerrando con una goma, y así es más sencillo que salgan, pero el proceso de envolver el huevo me parece farragoso. Me costaba creer que en la freidora de aire fueran a salir bien, pero esta vez solo necesité un fracaso para dar con la clave.

INGREDIENTES

1 huevo	1 recipiente apto para la airfryer
agua	del tamaño de un vaso pequeño
	(los moldes de cerámica para
	muffins son ideales)

1. Precalienta la freidora de aire 5 minutos a 200 °C.
2. Mientras, calcula el agua que necesitas para llenar dos tercios del recipiente y métela en el microondas hasta que hierva.
3. Pon el recipiente en la cesta de la freidora, añade el agua hirviendo (cuidado, no te quemes en el proceso) y el huevo.
4. Cierra la cesta y cocina 4 o 5 minutos a 200 °C.

Atención: aquí es donde fracasé yo en el primer intento. Tienes que tener mucho cuidado al sacar el huevo para no romper la yema. Mete la cuchara hasta el fondo, pesca el huevo, escurre con cuidado el agua, y vas a ver cómo acabas de hacer un huevo poché perfecto sin sufrir ni sudar la gota gorda.

TRUCO

¿Se te ha caído un trozo de cáscara de huevo al abrirlo? Pescarla suele ser un fastidio, porque, cuando la consigues agarrar con los dedos, siempre se queda en la clara. ¡Prueba a mojártelos con agua! ¡Es magia! No sé explicarte por qué, pero con los dedos mojados ya no va a haber cáscara que se te resista, se cogen todas a la primera.

HUEVOS BENEDICT

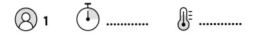

Si a estas alturas todavía no has ido de *brunch*, no estás a la moda. Cada vez hay más y más establecimientos en los que puedes disfrutar del desayunocomida. La verdad es que se entiende que mantengamos el término original en inglés, porque en castellano pierde mucha fuerza. «¿Chicas, nos vamos el sábado de desayunocomida?». La verdad es que no vende. El caso es que cualquier *brunch* que se precie tiene que tener unos huevos Benedict (benedictinos tampoco tiene gancho).

INGREDIENTES

1 panecillo	2 o 3 lonchas de beicon
1 huevo poché	salsa holandesa

1. Antes de nada, compra los panecillos o hazlos caseros siguiendo los pasos de la receta de la página 308.
2. Para el huevo poché sigue las indicaciones de la receta anterior.
3. Para el beicon precalienta la freidora de aire 5 minutos a 200 °C. Después, introduce las lonchas y cocina otros 5 minutos a 195 °C.

SALSA HOLANDESA

Un huevo Benedict no es benedictino de verdad sin la salsa holandesa. Es una salsa amarilla de textura similar a la mayonesa, pero hecha a base de mantequilla clarificada en vez de aceite.

INGREDIENTES

2 yemas de huevo
200 g de mantequilla

3 cucharadas de zumo de limón
sal y pimienta al gusto

1. En un cazo a fuego medio/bajo pon la mantequilla a clarificar. Déjala un buen rato, pero controlando la temperatura para que no entre en ebullición. Vas a ver como poco a poco se separa el suero de la grasa. Cuando esté, retira del fuego y separa la grasa, que es lo que vas a utilizar.
2. Pon las dos yemas de huevo en un recipiente al baño maría y móntalas con ayuda de unas varillas, junto con la sal, la pimienta y tres cucharadas de zumo de limón. Cuando doblen el tamaño, incorporamos a chorrito la mantequilla clarificada sin dejar de batir. Te va a quedar una salsa suave y delicada.
3. Sirve al momento, no la guardes para el día siguiente.

TRUCO

Si se te corta la salsa, la puedes recuperar, igual que con la mayonesa. En otro bol pon una yema con una cucharadita de agua y móntala con las varillas. Cuando la tengas, añádesela a la mezcla cortada, a chorrito, sin parar de batir hasta que se recupere.

HUEVOS AL PLATO

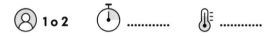

1 o 2

Esta es una receta tradicional donde las haya y muy versátil, ya que la puedes hacer con casi cualquier cosa que te sobre en el frigorífico. Se llaman «al plato» porque se cocinan en el mismo plato en el que después se van a servir, normalmente una cazuelita de barro.

INGREDIENTES

4 o 5 cucharadas de salsa de tomate casera o pisto	unos tacos de jamón, pollo, ternera, salchichas o cualquier proteína	2 huevos (a temperatura ambiente)

La idea de esta receta es cubrir la cazuelita de barro con una salsa de tomate o un pisto, calentarlos bien, añadir unos tacos de jamón, chorizo, pollo o la proteína que más te apetezca (o la que tengas de sobras en la nevera) y culminar con dos huevos, que vas a terminar de cocinar en la freidora de aire. Digo esto porque yo te dejo una idea, pero las combinaciones son infinitas.

1. Precalienta la freidora de aire 5 minutos a 200 °C con la cazuela de barro dentro, así va cogiendo temperatura.
2. Después, cubre el recipiente con salsa de tomate casera (tienes la receta en la página 70) o con pisto (consulta la receta en la página 85). Preparando este libro de recetas puse las sobras de hacer empanadillas con salsa gaucha de la página 260 y quedó increíble.

3. Añade los tacos de jamón, chorizo..., y programa otros 3 o 5 minutos a 200 °C para que se caliente todo bien.
4. Incorpora los dos huevos y mete 7 minutos a 200 °C. Si te gusta más cuajado, programa unos minutos más.
5. Corta pan recién hecho y a disfrutar de la cena.

¿Sabías que...?

Este plato tan tradicional, sobre todo en el sur de España, también recibe el nombre de huevos Napoleón. Según cuentan, el emperador galo no tenía demasiada paciencia y se enfadaba mucho si la comida tardaba en llegar a su mesa, más aún si lo hacía templada o fría. Así que sus cocineros idearon una serie de recetas sencillas y rápidas que se elaboraban directamente en el plato. Así evitaban desatar la furia del militar, que, seguro, ante semejante manjar, rebañaba las cazuelas con pan de baguette.

HUEVOS ROTOS

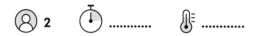

Los más famosos son los de Lucio y, si tienes oportunidad de pasar por la Cava Baja de Madrid, te animo a que entres a probarlos. Mientras, transfórmalos con tu airfryer en un plato saludable del que estaría orgulloso cualquier nutricionista (la mía me los puso en el plan nutricional).

INGREDIENTES

2 patatas medianas	2 lonchas de jamón
2 huevos a temperatura ambiente	AOVE en espray
	sal

1. Corta las patatas en láminas finas. Asegúrate de que son todas del mismo grosor para que se cocinen de forma uniforme. Lava bien para quitar el almidón y deja en agua fría durante unos 20 minutos para que queden tersas (si no tienes tiempo, sáltate este paso). Seca con papel absorbente, pulveriza con aceite de oliva en espray por las dos caras.
2. Precalienta la freidora de aire 5 minutos a 180 °C. Coloca las patatas en una bandeja de papel o silicona, con cuidado de que no se monten mucho unas sobre otras. Programa 15 minutos a 170 °C. Abre la cesta y da la vuelta a las patatas a los 10 minutos.
3. Una vez transcurrido el tiempo, añade las lonchas de jamón y los huevos sobre las patatas, pulveriza con aceite y cocina 5 minutos a 200 °C. Si te gusta la yema más cuajada, deja un par de minutos más.

En vez de jamón puedes poner chorizo o incluso una cola de langosta o bogavante.

> **TRUCO**
>
> ¿Has hecho huevos cocidos, se han mezclado con los frescos y ya no sabes cuál es cuál? Túmbalos sobre una mesa y gíralos. Vas a ver que no van a la misma velocidad. El que da vueltas muy rápidamente es el cocido, y el que va más despacito, el crudo.

¿SABES LEER HUEVOS?

Llevamos un buen rato hablando de huevos y quizá nunca te has planteado qué significa la ristra de números que tienen los huevos. Porque, aunque no lo creas, los huevos te hablan. En la cáscara tienes toda la información que te permitirá localizar casi casi a la mamá gallina que lo engendró. Anda, corre, ve a la nevera, saca un huevo y lo leemos juntos.

Lo primero que vas a ver es un número, que va del 0 al 3. Este valor te va a indicar cómo han vivido las gallinas que han puesto tus huevos:

- 0 significa que se trata de un producto ecológico. Las gallinas se han alimentado con productos cultivados de forma ecológica. Por supuesto, las gallinas son camperas.
- 1 significa que el huevo viene de gallinas camperas, son gallinas que tienen sus corrales, pero también la posibilidad de pasear por el día al aire libre, con un mínimo garantizado de cuatro metros cuadrados para cada una.
- 2 significa que los huevos vienen de gallinas criadas en suelo. Esto puede confundirnos, porque, cuando leemos «suelo», parece que las gallinas están paseando a sus anchas, pero en realidad están en gallineros con una superficie mínima de 750 cm para cada una.
- 3 se refiere a las gallinas enjauladas. Los animales viven hacinados, con muy poco espacio para poder

moverse, menos de un folio A4 de superficie por animal.

Obviamente, el sistema de producción mayoritario es el del número 3, debido a su bajo coste y a la gran producción que permite.

Yo he grabado reportajes en varias granjas de gallinas y la conclusión a la que llego es que los huevos saben igual, las propiedades son las mismas, así que lo que nos tiene que llevar a tomar la decisión sobre comprar un número u otro (si esta información nos remueve la conciencia) tiene que ser, por supuesto, el poder adquisitivo que tengamos.

Hay que ser también realistas, si toda la población exigiera huevos del 0, no habría para todos porque el sistema no podría producirlos en masa.

Un dato muy curioso
Grabando un reportaje de gallinas y huevos donde tenían gallinas del 1 y del 3 me dijeron que era mucho más seguro comer huevos del 3, sobre todo para niños pequeños, porque esas gallinas estaban supercontroladas y las que salen a la calle pueden comer cualquier cosa que afecte a la salud del huevo. Digo que es curioso porque yo a mi hijo siempre le compraba huevos camperos ecológicos y resulta que quizá lo mejor habría sido darle de los baratos, por estar más controlados.

Volvamos con los números, que me eternizo. Después de ese primer número, aparecen un par de letras, lo más probable es que sean ES. Esto significa el país donde se ha producido el huevo: España.

Luego hay una ristra de cinco números que hacen referencia a la provincia y al municipio en el que está la granja. Los dos primeros son la provincia, corresponden con los dos primeros números del código postal. Por ejemplo, 28 es Madrid, 50, Zaragoza…

Los otros tres restantes son la localidad. En internet puedes encontrar un listado que te dice a qué pueblo o ciudad corresponden las cifras.

Los últimos números indican la granja en la que viven las gallinas. Hay veces incluso que terminan con una letra, y así puedes saber la nave exacta dentro de la granja en la que fue puesto tu huevo.

¿Y todo esto para qué sirve? Pues nos da la trazabilidad del huevo. Así, si te intoxicas, si hay una partida defectuosa, si ocurre cualquier problema, podemos localizar el foco del origen sin ningún esfuerzo.

¡Anda, prepárate el huevo, que después de leer todo esto te ha tenido que entrar hambre!

CARNES

POLLO ASADO

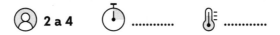

2 a 4

Este es un básico de la freidora de aire que, una vez que lo pruebes, no vas a volver a preparar en el horno. Con esta receta nos enfrentamos otra vez al problema de los tiempos. Todo va a depender, como cuando lo haces en el horno, del tamaño del pollo. Yo te voy a decir tiempos para un ave entera de 1,5 kg. También te recomiendo que compres una un poco más pequeña para que se te cocine antes.

INGREDIENTES

1 pollo entero (desplumado y eviscerado)
1 limón
AOVE
pimentón al gusto
orégano al gusto
comino al gusto
cayena en polvo al gusto
ajo en polvo al gusto

1. Da un masaje al pollo con abundante aceite de oliva, espolvoréale tu mezcla de especias favoritas (en la lista de ingredientes tienes las mías).
2. Métalo en la cesta de la airfryer y riégalo con el zumo de un limón (puedes introducir el limón dentro del pollo para que coja más sabor).
3. Precalienta la máquina 5 minutos a 200 °C.
4. Cocina 20 minutos a 195 °C por cada cara. Si transcurrido el tiempo todavía le falta un poco, programa 5 minutos más por cada cara hasta que lo veas hecho.

CARNES

TRUCO

Si compras el pollo entero y lo despiezas en casa o le pides al pollero que lo haga por ti, te va a salir más barato que si compras las partes en el supermercado por separado. Es cierto que a veces quieres muchas alitas y no vas a comprar veinte pollos, pero para la organización semanal te puede venir fenomenal: un día pechuga, otro muslos y alas, y con la carcasa haces un caldo, todo por el precio de un paquete de pechugas.

POLLO
NO FRITO

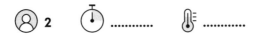

Este es el básico de la airfryer, que parece una tontería de receta, pero te aseguro que va a ser la que más hagas. Es el pollo rebozado de toda la vida, pero, en vez de freírlo en la sartén con abundante aceite, lo vas a cocinar en la freidora de aire casi sin aceite. Queda igual de crujiente y es muchísimo menos calórico.

Mi parte favorita del pollo siempre ha sido la pechuga, pero puedes hacer lo mismo con contramuslos, solomillos, pavo, etc.

INGREDIENTES

1 pechuga de pollo	pan rallado o panko para rebozar
1 huevo	AOVE en espray
harina para rebozar	sal y pimienta

1. Precalienta la airfryer 5 minutos a 200 °C.
2. Salpimienta la carne al gusto, pasa por harina, huevo batido y pan rallado.
3. Pulveriza con un poco de aceite en espray.
4. Cocina entre 10 o 15 minutos a 190 °C (dando la vuelta a la mitad). El tiempo va a depender del grosor de la carne, así que controla y ve abriendo de vez en cuando.
5. Si quieres un pollo más sabroso, añade ajo y perejil al pan rallado.

❋ ❋ ❋

CARNES 125

VERSIÓN 2.0

Si quieres sorprender en casa con una versión moderna, corta el pollo en daditos, reboza y cocina de la misma forma. Así, en vez de pechugas rebozadas, puedes decir que has hecho palomitas de pollo, que queda más chic.

CONSEJO DE MADRE

Este truco me lo enseñó mi madre un día, y desde entonces lo hago siempre. Cuando compres pechugas de pollo, si no las vas a consumir en el acto, córtalas en tiras del grosor un poco mayor de un dedo. Echa sal, pimienta y reboza en huevo y pan rallado o panko. Ponlas sobre papel vegetal por separado y congela durante unas cuantas horas. Después, sácalas y métalas en bolsas para congelar. De esta forma, tendrás la comida o la cena lista en cuestión de minutos. Solo tienes que sacar las tiras, añadir un poco de aceite en espray y cocinar en la freidora de aire. Si no tienes tiempo de que se descongelen, ponlas unos 5 minutos a 80 °C y ya, cocina normal: 10 minutos a 190 °C.

PECHUGA A LA PARMESANA

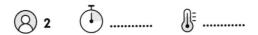

Si te has aburrido de las pechugas rebozadas, tienes que probar esta receta.

INGREDIENTES

- 1 pechuga de pollo en filetes
- 1 huevo
- pan rallado para rebozar
- 2 cucharadas de queso parmesano en polvo
- 1 cucharadita de orégano
- ½ cucharadita de ajo en polvo
- 2 cucharadas de tomate frito por filete
- 1 loncha de queso mozzarella por filete (o un puñado de queso rallado)
- sal y pimienta
- AOVE

1. La clave de esta receta está, sobre todo, en el rebozado. Mezcla el pan rallado con el queso parmesano en polvo, el orégano y el ajo en polvo.
2. Salpimienta las pechugas, pásalas por el huevo y por la mezcla de pan rallado. Echa un poco de aceite en espray por las dos caras.
3. Precalienta la airfryer 5 minutos a 200 °C y cocina 10 o 15 minutos a 190 °C. Acuérdate de dar la vuelta a los 7 minutos para que se doren las dos caras.
4. Cuando termine, añade una cucharada de tomate frito a cada pechuga por encima, espolvorea un poco de queso parmesano y cubre con queso mozzarella rallado (o una loncha).
5. Cocina 3 minutos más a 200 °C para que se funda el queso.

CARNES

6. Acompaña estas pechugas con alguna de las recetas de patatas de este libro para tener un plato de 10.

> **TRUCO PARA RALLAR PARMESANO**
>
> Tienes queso parmesano en bloque y lo necesitas en polvo. Al ser un queso tan duro es probable que el rallador se te resista. Cuesta, hay que hacer mucha fuerza y cuando llegan los trozos pequeñitos corres el riesgo de hacerte heridas en la mano. Mete daditos en una procesadora o picadora eléctrica y dale unos cuantos golpes. Vas a ver lo rápido que se hace y las pocas energías que gastas.

ALITAS DE POLLO

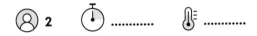

2

La freidora de aire se inventó para hacer alitas de pollo, estoy convencida. Y mira que ni mucho menos es uno de mis platos favoritos. Quedan jugosas, crujientes y nada grasientas. Desde luego, muchísimo mejor que fritas en abundante aceite. Yo siempre las hago con estas especias, pero marina las alitas con las que sean tus favoritas, incluso puedes cocinarlas solamente con un poco de sal.

INGREDIENTES

6 alitas de pollo
1 cucharadita de ajo en polvo
1 cucharadita de orégano
1 cucharadita de pimentón
1 cucharadita de cebolla en polvo
1 cucharadita de cayena en polvo (opcional)
sal y pimienta

1. Parte las alitas por la mitad, corta y desecha la puntita (puedes pedir a tu pollero que lo haga por ti).
2. Ponlas en un bol, salpimienta y espolvorea todas las especias. La cayena es opcional, solo si te gustan picantes. Yo no les pongo aceite, porque tienen mucha grasa, que se va a ir liberando con el cocinado. Da un buen masaje a las alitas con todas las especias, cubre el bol con papel film y deja en la nevera al menos una hora para que cojan los sabores.
3. Precalienta la freidora de aire 5 minutos a 200 °C.
4. Coloca las alitas en la cesta con cuidado de que no se monten unas sobre otras. Cocina 15 o 18 minutos a 180 °C. Dales la vuelta a mitad del tiempo.

CARNES

5. Transcurrido este tiempo, programa la máquina 5 o 7 minutos a 200 °C para que la piel quede supercrujiente y dorada.

TRUCO

Si vas a hacer más cantidad, yo te recomiendo que hagas dos tandas de 15 minutos a 180 °C y luego metas todas las alitas en la cesta y cocines los 5 o 7 minutos a 200 °C.

VERSIÓN 2.0

Si las quieres a la barbacoa, en esos últimos 5 minutos pinta las alitas con salsa barbacoa. No vas a dejar ni una.

NUGGETS DE POLLO

 6 comensales | 15 a 20 unidades ....

Esta es la receta estrella de mi madre y ahora la mía. No sé la de millones de veces que la habré hecho. Te confieso que me va a costar darte cantidades, porque la hago a ojo de buen cubero. Pero oye, le ponga lo que le ponga, siempre sale bien. Es un plato perfecto para niños, ya que el pollo queda tan jugoso y tierno que les encanta y además es saludable porque no están fritos y llevan carne de verdad (del misterio de lo que llevan los nuggets comprados hablamos otro día).

INGREDIENTES

- 1 pechuga de pollo
- 2 cucharadas de queso crema
- ½ cucharadita de ajo en polvo
- ½ cucharadita de cebolla en polvo
- ½ cucharadita de orégano
- sal y pimienta al gusto
- pan rallado o panko para rebozar
- 1 huevo
- harina para rebozar
- AOVE en espray

1. Tritura el pollo con una procesadora. Puedes pedirle a tu pollero que te lo pase por la picadora. Añade el queso crema, la sal y las especias, y amasa hasta tener todos los ingredientes unificados.
2. Precalienta la freidora de aire 5 minutos a 200 °C.
3. Da forma a los nuggets con las manos y reboza con harina, huevo y pan rallado o panko.
4. Pulveriza los nuggets con aceite en espray y cocina 10 minutos a 195 °C. Acuérdate de dar la vuelta a mitad de cocinado para que se hagan por las dos caras.

CARNES

TRUCO 1

Para que no se te pegue el pollo al dar forma a los nuggets, mójate las manos con agua o con un poquito de aceite de oliva.

TRUCO 2

Moderniza tus nuggets rebozándolos en Doritos. Tritúralos para que quede un polvo fino y reboza como siempre: harina, huevo y polvo de Doritos. Cocina de la misma manera. No van a ser tan saludables, pero para ocasiones especiales te van a encantar.

NUGGETS 2.0: TEQUEÑO NUGGET

Te propongo dar una vuelta de tuerca a esta receta: prepara tequeños de nugget. Sobre papel parece una ida de olla, pero verás cómo desaparecen de la mesa en cuestión de segundos. Tienes que seguir los mismos pasos para hacer la masa de los nuggets y, a la hora de darles forma, haz bolitas, aplástalas, pon un dado de queso en medio y cierra. Te quedará una bolita rellena de queso. Pasa por huevo y pan rallado, y cocina de la misma forma.

PALITOS DE POLLO

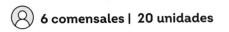 6 comensales | 20 unidades .... 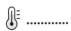 ....

Esta receta es un pelín más elaborada, por lo que te aconsejo hacer más cantidad y congelar. Así vas a tener palitos de pollo siempre que no sepas qué hacer para cenar.

INGREDIENTES

1 kg de pechuga de pollo	1 cucharadita de pimentón
1 cucharadita de sal	100 g de pan rallado
1 cucharadita de ajo en polvo	100 g de mozzarella rallada
1 cucharadita de cebolla en polvo	AOVE en espray

1. Tritura el pollo en una procesadora o pide a tu pollero que te lo pique.
2. Mézclalo con el queso mozzarella, el pan rallado y todas las especias.
3. Cuando tengas una masa bien integrada, extiéndela sobre una plancha de papel vegetal. Coloca encima otra plancha y aplasta hasta tener un rectángulo de un dedo de grosor. Corta la masa con un cuchillo, haciendo palitos de un dedo de largo. Sin hacer nada más, mete al congelador 15 o 20 minutos. Así vas a poder separar las varas sin que se deshagan, ya que la masa es bastante blanda. Congela las que no te vayas a comer.
4. Precalienta la airfryer 5 minutos a 200 °C.

✳ ✳ ✳

CARNES

5. Pulveriza con un poco de aceite las dos caras de los palitos. Coloca en la cesta y cocina entre 10 y 15 minutos a 195 °C. Da la vuelta a los 8 minutos para que doren todas las caras por igual.
6. Sirve con tu salsa favorita.

Sugerencia: sirve con la misma salsa picante que te he dejado en la receta de los palitos de patata en la página 58.

TRUCO

Puedes transformar una bola de mozzarella fresca en queso rallado. Este truco me lo enseñó Juan Luis, que tiene una pequeña quesería en Fresnedillas de la Oliva (Madrid). Es uno de los pocos queseros que hace mozzarella en nuestro país. La comercializa fresca y también rallada. Y para obtener esta segunda, hay que sacar la bola del líquido conservante en la que viene y dejarla uno o dos días en la nevera envuelta en papel film. El frigorífico va a hacer que se seque y adquiera una textura perfecta para rallar y echar en pizzas o pasta, sin que se llenen de agua.

POLLO TIKKA

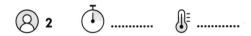

No es broma, esta receta me la dio Alexa (sí, la inteligencia artificial) para un vídeo que hice con ella en YouTube. Cocinando con inteligencia artificial casi me da un ictus, porque es un poco cabezona y yo también, pero la verdad es que, aunque no es la receta original de pollo Tikka, el resultado es un plato fácil de preparar, rico y completo, por lo que merece la pena hacerlo de vez en cuando.

INGREDIENTES

2 pechugas de pollo
1 yogur griego
1 cucharadita de pimentón
1 cucharadita de cúrcuma
1 cucharadita de comino

1 cucharadita de pimienta blanca
1 cucharadita de ajo en polvo
1 cucharada de salsa de soja
un chorrito de AOVE
arroz blanco para acompañar

1. Corta la pechuga en cuadritos (ni muy grandes ni muy pequeños).
2. En un bol mezcla el yogur griego con todas las especias, la salsa de soja y un chorrito de aceite.
3. Incorpora el pollo, remueve bien, cubre con papel film y deja marinando un par de horas mínimo.
4. Precalienta la airfryer 5 minutos a 200 °C.
5. Introduce el pollo, mejor en una bandeja de papel vegetal para que no se manche mucho la cesta con el marinado, y cocina 15 minutos a 190 °C.
6. Sirve acompañado de una ración de arroz blanco (si es basmati, mejor).

SABICONSEJO

Ni se te ocurra hacer arroz en airfryer, es una de esas cosas que en redes sociales aseguran que sale maravillosamente y que yo he intentado en varias ocasiones fracasando estrepitosamente. La freidora de aire es un aparato maravilloso al que, como espero estar demostrándote con este libro, se le puede sacar mucho partido, pero hay cosas que no puede hacer. El arroz, mejor cocido con agua, como se ha hecho toda la vida.

TRUCO

Si tienes arroz blanco del día anterior en la nevera, caliéntalo en el microondas con un hielo en medio. Así, el hielo soltará humedad y el arroz no se secará. Retira el hielo antes de comer, y a disfrutar.

POLLO AL LIMÓN

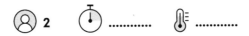

Si cuando vas al restaurante chino siempre pides pollo al limón, tienes que hacerlo en casa. Además, con esta versión sin freír, queda crujiente y muy jugoso.

INGREDIENTES

2 pechugas de pollo
4 cucharadas de salsa de soja
1 cucharadita de jengibre rallado
1 cucharadita de ajo en polvo
2 cucharadas de maicena para rebozar
2 huevos
panko o copos de maíz sin azúcar
AOVE en espray

Para la salsa
1 limón
1 cucharada de maicena
150 ml de caldo de pollo
1 cucharada de salsa de soja
2 o 3 cucharadas de azúcar o miel

1. Corta las pechugas de pollo en dos o tres filetes (bastante gruesos) y ponlas en un recipiente con la soja, el jengibre y el ajo en polvo.
2. Tapa con papel film y deja marinando en la nevera al menos 2 horas.
3. Bate dos huevos, añade dos cucharadas de maicena, remueve bien y reboza el pollo. Puedes cocinarlos así o pasar después por panko o copos de maíz sin azúcar triturados para que queden más crujientes.
4. Precalienta la máquina 5 minutos a 200 °C.
5. Añade a las pechugas aceite en espray por las dos caras para evitar que se peguen en la cesta de la freidora de aire.

CARNES

6. Cocina entre 10 y 15 minutos a 190 °C (ya sabes que el tiempo depende del grosor del pollo). A mitad de cocinado dale la vuelta para que dore por las dos caras por igual.
7. Para hacer la salsa, lava bien un limón y corta dos o tres rodajitas para decorar. El resto, exprímelo.
8. En una sopera, antes de poner al fuego, añade una cucharada de maicena y el caldo de pollo, remueve enérgicamente para que la harina quede completamente integrada.
9. Ahora, pon a fuego medio, incorpora el zumo de limón, una cucharada de salsa de soja, dos o tres cucharadas de azúcar (puedes añadir tu edulcorante favorito en vez de azúcar o incluso miel) y remueve a fuego medio/bajo hasta que la salsa espese.
10. Sirve con la salsa por encima, coloca unas rodajas de limón para decorar y a disfrutar.

TRUCO

¿Necesitas un poco de zumo de limón? Si lo cortas por la mitad, corres el riesgo de que quede abandonado en la nevera y termine secándose. Haz rodar el limón entero por la mesa, haciendo fuerza con la palma de la mano, de esta manera vas a exprimirlo por dentro. Haz un agujero con un palillo o cuchillo en uno de los picos de la fruta y aprieta hasta que salga un chorrito. Aliña tu ensalada, calamares, pescado o lo que necesites y guarda el limón en la nevera hasta la próxima vez.

BEICON CRUJIENTE

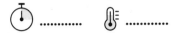

Si adoras el beicon, pero lo evitas al máximo porque es un producto muy graso, hazlo en la freidora de aire. No solo no necesita aceite, sino que va a soltar buena parte del suyo.

INGREDIENTE
---
beicon en lonchas
---

1. Precalienta la freidora de aire 5 minutos a 200 °C.
2. Coloca las lonchas de beicon en la cesta.
3. Programa 5 minutos a 195 °C. Si lo quieres más crujiente, ponlo unos minutos más.

> **TRUCO**
>
> Existe un complemento maravilloso para hacer beicon. Es una silicona con unos pinchitos que permite poner las lonchas en vertical. Se cocinan mucho mejor y puedes hacer más cantidad al mismo tiempo. Si buscas en internet «silicona para hacer beicon airfryer», encuentras muchísimas opciones.

CARNES 139

SAL DE BEICON

Si dejas el beicon muy crujiente, puedes machacarlo con ayuda de un mortero o picarlo con una procesadora y conseguir un polvo perfecto para dar sabor a tus platos: sopas, ensaladas, carnes... Pruébalo con chocolate (por ejemplo, sobre unos bombones o chocolatinas, vas a alucinar con el contraste de sabores).

Idea: coge patatas fritas de bolsa (tipo Pringles, por ejemplo), báñalas en chocolate negro fundido, espolvorea polvo de beicon y deja enfriar.

LIBRITOS

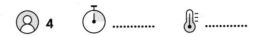 4

¿Tú cómo los llamas? ¿Sanjacobos? ¿Cachopos? ¿Libritos? En mi casa han sido siempre libritos. Mi madre me los preparaba de pequeña, ya que era la única manera de que me comiera la carne sin rechistar. Cuando me independicé, comencé a cocinar con muy poco aceite, así que dejé de comerlos, salvo cuando voy a casa de mis padres, que siempre caen. El caso es que hace unos meses tenía lomos de cerdo y se me ocurrió hacerlos en la airfryer. Los resultados fueron maravillosos. Conclusión: nunca más los voy a hacer fritos (al menos en mi casa).

INGREDIENTES

2 filetes de lomo de cerdo por persona (dile al carnicero que te lo corte para hacer libritos)
queso para fundir (el que más te guste)

1 huevo
pan rallado para rebozar
sal y pimienta
orégano (opcional)
AOVE en espray

1. Monta los filetes con el queso en el medio. Cierra el librito, salpimienta a gusto y pasa por huevo y pan rallado. Si pones un poco de orégano en el pan rallado, incluso ajo en polvo, da un toque espectacular. Espolvorea un poco de aceite sobre la carne.
2. Precalienta la airfryer 5 minutos a 200 °C.
3. Introduce los filetes y cocina 10 minutos a 180 °C. Da la vuelta a los 6 o 7 minutos.

❋ ❋ ❋

CARNES 141

¿QUÉ ES UN NOMBRE?

Ya lo decía Shakespeare: «Una rosa de cualquier otro nombre olería igual de dulce». Lo llames como lo llames, sabe igual de rico. No obstante, respecto a mi pregunta, espero no equivocarme, pero yo diría que los libritos son de lomo de cerdo relleno de queso. Los sanjacobos llevan jamón de York y queso, y los cachopos se hacen con filetes de ternera rellenos de jamón, queso o cualquier otro ingrediente al gusto. Es curioso lo de los nombres, sobre todo en redes sociales. La gente se ofende muchísimo cuando alguien utiliza un término que consideran erróneo. Un gran ejemplo es el de aceitunas y olivas. Se montan unas discusiones enormes, cuando el *problema*, que evidentemente no es tal, radica en la riqueza de nuestro lenguaje, el castellano. En la zona norte de España llamamos oliva al fruto del olivo y en el sur lo llamáis aceituna. Ambas acepciones las recoge la RAE, las dos son correctas, no hay discusión, así que, como diría la canción: «Hakuna matata». Discutamos por cosas que merezcan la pena y si no hay discusión... a comer.

ESCALOPE DE CERDO

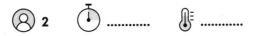

Te voy a confesar una cosa, no soy nada de cerdo, me cuesta mucho comprarlo y consumirlo. Sin embargo, esta receta me vuelve loca, sobre todo, la versión 2.0 que te dejo al final. Lo preparo muy fino y me encanta lo crujiente y tierno que queda y, al hacerlo en la freidora de aire, nada aceitoso.

INGREDIENTES

1 filete de lomo de cerdo por persona (te recomiendo dos colores)
sal y pimienta al gusto

1 huevo
pan rallado para rebozar
AOVE en espray

1. Pide al carnicero que te haga los filetes de lomo gruesos (de dos o tres dedos de grosor). Yo te recomiendo que compres lomo dos colores, es algo más graso, pero te quedará mucho más jugoso y tierno. No obstante, puedes hacer lo mismo con partes más magras.
2. El truco del almendruco es poner cada filete entre dos láminas grandes de papel film y darle una paliza monumental con un martillo de carne. Si no tienes, puedes utilizar un rodillo o una botella. El objetivo es conseguir que el filete de tres dedos de grosor se convierta en una hoja de papel (obviamente, multiplicando su tamaño en extensión).
3. Cuando lo tengas, salpimienta al gusto y pasa por huevo batido y pan rallado.
4. Precalienta la freidora de aire 5 minutos a 200 °C.

5. Introduce el filete (vas a tener que hacer uno a uno) y pulveriza con aceite de oliva.
6. Cocina 5 minutos a 195 °C. Da la vuelta y programa otros 3 minutos a la misma temperatura.

VERSIÓN ESCALOPE FISMULER

Existe un restaurante en Madrid (ahora ya también en Barcelona) donde preparan los escalopes más espectaculares que he probado en mi vida. El lugar en cuestión se llama Fismuler. Allí, Nino Reduello y su equipo preparan piezas de 40 cm de ancho. Yo he tenido la suerte de ver cómo lo elaboran. Fui ya hace unos años (antes de pandemia) con mi amigo Antonio Resines. Él hacía de reportero que ayudaba a preparar el escalope. Yo, al otro lado de la cámara, dirigía el cotarro.

Cuando probamos aquello..., pedimos otro, porque nos supo a poco. Es increíble cómo consiguen que una pieza diminuta de lomo de cerdo se convierta en una finísima lámina del tamaño de un inodoro. Son tan grandes que las fríen en paellas.

Si ya es maravilloso todo esto que te cuento, luego, en mesa, colocan un huevo cocinado a baja temperatura que extienden por todo el filete y culminan rallando trufa (de la buena) a cascoporro.

¿Y por qué te cuento todo esto? Porque si preparas el escalope, haces el huevo poché de la página 110, compras una trufa pequeña y rallas por encima... vas a tener la versión sin aceite de mi filete favorito.

Y no me digas que la trufa negra es cara, porque por 30 o 35 euros puedes comprar una trufa pequeña a la que sacar muchísimo partido, ya que, en vez de tenerla muerta de risa en la nevera, desde que la compras hasta que la terminas, tienes que estar trufando cosas: ponla en un tarro con huevos para que los huevos cojan sabor a trufa, colócala en un bote de arroz para tener arroz trufado, déjala dos o tres días en un litro de aceite para conseguir aceite trufado, haz mantequilla de trufa... Para cuando se te acabe, habrás hecho tantas cosas con ella que no te habrá parecido cara en absoluto.

ALBÓNDIGAS

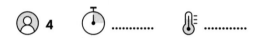

4

Una receta por excelencia en nuestra gastronomía que, por supuesto, puedes preparar en la freidora de aire. Me ha sorprendido lo rápido que se hacen y lo jugosas que quedan.

INGREDIENTES

400 g de carne picada
2 rebanadas de pan de molde sin corteza
un chorrito de leche
1 huevo
1 cucharadita de ajo en polvo
1 cucharadita de cebolla en polvo
1 cucharadita de orégano
sal y pimienta al gusto
AOVE en espray

1. Pon las dos rebanadas de pan de molde a remojo en leche hasta que estén muy empapadas y blanditas.
2. Mientras, integra la carne picada (puede ser de cerdo, de pollo, de ternera o mezcla de ternera y cerdo, esta última mi favorita) con el ajo en polvo, la cebolla en polvo, el orégano, sal y pimienta al gusto y un huevo. Puedes sustituir el ajo, la cebolla y el orégano por el tradicional ajo picado con perejil. A mí de esta forma me repite mucho, por eso lo hago así.
3. Escurre el pan de la leche y añádelo a la mezcla. Amasa hasta que todos los ingredientes estén integrados.
4. Haz bolitas de tamaño uniforme, no demasiado grandes para que se cocinen bien.
5. Precalienta la freidora de aire 5 minutos a 200 °C.

6. Coloca las albóndigas en la cesta (puedes utilizar un papel vegetal perforado para no mancharla demasiado). Cocina 10 minutos a 200 °C. Da la vuelta a la mitad de cocinado.
7. Puedes servirlas tal cual con patatas fritas o con salsa de tomate.

VERSIÓN 2.0

A la hora de dar forma a las albóndigas, introduce un dado de queso mozzarella en el interior. De esta forma, cuando las abras, saldrá el queso fundido. Sirve con tomate y espaguetis, y tienes el plato mejorado con el que el vagabundo sedujo a la dama.

LOMO DE CERDO

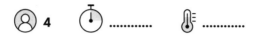

Prepara unos filetes de lomo como si los hubieras hecho a la parrilla. Acompáñalos con pimientos de Padrón, un huevo a la plancha y patatas fritas para disfrutar de un plato completo y delicioso.

INGREDIENTES

2 filetes de lomo de cerdo por persona (si es ibérico, mejor)

sal y pimienta
AOVE en espray

1. Precalienta la freidora de aire 5 minutos a 200 °C.
2. Salpimienta los filetes y colócalos sobre la rejilla. Añade un poco de aceite de oliva en espray.
3. Programa 10 o 12 minutos a 200 °C. A mitad de tiempo, da la vuelta, pulveriza un poco más de aceite y continúa con el cocinado. Si te gusta más hecho, déjalo unos minutos más.

TRUCO

Cuando frías el lomo, en vez de hacerlo con aceite de oliva, prueba a poner un poco de manteca en la sartén. Así lo hace mi suegra y queda delicioso. Me sorprendió muchísimo, tanto que me estuve informando y resulta que ahora la manteca no es tan mala como nos habían dicho. A pesar de su mala reputación, es de las mejores grasas que se pueden utilizar para freír, por encima de aceites refinados como el de girasol. Si tienes ocasión, pruébalo porque te va a gustar.

CESTITAS DE JAMÓN

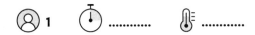

Este plato es perfecto si tienes invitados en casa y les quieres sorprender sin complicarte. Solamente te digo que las de jamón serrano las hice por Navidad y triunfé. Pero vamos, que te sirven para cenas sofisticadas y para momentos informales (la clave aquí está en servir en un plato bonito navideño o un plato corriente de diario).

INGREDIENTES

2 lonchas de jamón serrano o jamón de York	orégano al gusto
1 cucharada de tomate	1 huevo
	queso rallado

1. Para esta receta necesitas un molde circular, de cristal o cerámica. Yo utilizo unos que son para muffins o magdalenas. Pon dos lonchas de jamón serrano o jamón de York, una cucharada de tomate en el fondo, espolvorea un poco de orégano, incorpora un huevo en el centro y cubre con queso rallado.
2. Precalienta la máquina 5 minutos a 200 °C.
3. Introduce el molde y cocina 8 minutos a 180 °C. Si quieres el huevo más hecho, déjalo un poco más.

❋ ❋ ❋

CARNES

TRUCO

Estás en la cocina, tienes la receta en el móvil, las manos llenas de masa y necesitas consultar un ingrediente. ¡Oh, no! La pantalla queda totalmente pringada. Para evitar esto, cuando empieces la elaboración cubre la superficie del teléfono con papel film. Así vas a poder tocarlo con tomate, grasa, harina... sin manchas ni olores en la pantalla.

CHORIZO, TXISTORRA Y LONGANIZA A LA BRASA

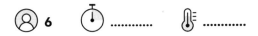

Hoy he tenido la oportunidad de cocinar chorizos y longanizas en una barbacoa y en la freidora de aire. Se los he dado a probar a mi familia, y el resultado del experimento ha sido espectacular. Les han encantado ambas versiones, de hecho he tenido que especificar cuál era cuál. Si llego a decir que eran todas de brasa, habría colado. Lo cierto es que las piezas cocinadas en la airfryer estaban algo más crujientes por fuera y un pelín menos jugosas por dentro, ya que habían soltado mucha más grasa. Pero vamos, esto te lo digo por sacarles alguna pega. Estaban riquísimos. Conclusión: repetiremos sin duda.

INGREDIENTES

| choricitos | longaniza (si nunca has probado |
| txistorra | la de Graus, ya estás tardando) |

1. Saca todas las piezas al menos 30 minutos antes de empezar a cocinar para que no estén demasiado frías.
2. Precalienta la freidora de aire 5 minutos a 200 °C.
3. El chorizo y la longaniza puedes ponerlos a la vez, ya que los tiempos de cocinado, si son de tamaño similar, van a ser parecidos. Si varía mucho el tamaño, te recomiendo que los prepares en distintas tandas, o que saques antes las piezas más pequeñas.
4. Pincha cada pieza con la punta de un cuchillo.

Tiempos de cocinado:

- Longaniza y chorizo: 15 o 20 minutos a 180 °C. Da la vuelta cuando lleve 10 o 12 minutos para que dore por las dos caras.
- Txistorra: 10 o 12 minutos a 190 °C. Da la vuelta cuando lleve 8 minutos.

COSTILLAS A LA BARBACOA

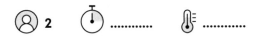

¡No vuelvo a hacer las costillas a la barbacoa en el horno! ¡No merece la pena! Y te lo digo yo, que hasta ahora he probado mil recetas en busca de las *ribs* perfectas, muchas de ellas, elaboraciones a baja temperatura con hasta cinco horas de horneado. No te voy a engañar, no te van a quedar nivel *yankee*, pero a tiempo/resultado creo que la que te dejo a continuación es la fórmula perfecta.

INGREDIENTES

1 costillar de cerdo	**Para el marinado**	1 cucharadita
sal y pimienta	1 cucharadita de	de pimentón
al gusto	orégano	½ cucharadita de
salsa barbacoa	1 cucharadita de	jengibre en polvo
	tomillo	una pizca de nuez
	1 cucharadita de ajo	moscada
	en polvo	agua

1. Corta el costillar de cerdo para que te quepa en la cesta de la freidora de aire (normalmente con cortar por la mitad debería bastar) y salpimienta al gusto.
2. En un bol mezcla las especias para el marinado.
3. Cubre el costillar con las especias, métele en una bolsa de congelación con un chorrito de agua, masajea para que llegue a todos los rincones y deja en la nevera al menos dos horas (si lo haces la noche anterior, cogerá más sabores).
4. Precalienta la airfryer 5 minutos a 200 °C.

5. Mete la carne marinada en la cesta y cocina 15 minutos a 190 °C.
6. Saca las costillas, pinta por los dos lados con abundante salsa barbacoa, envuelve en papel de aluminio y cierra muy bien para que no se salgan los jugos.
7. Vuelve a cocinar 15 minutos a 190 °C.
8. Cuando esté, rompe el papel, deja la parte exterior de las costillas hacia arriba y cocina 4 minutos más a 190 °C. Así conseguimos caramelizar la salsa barbacoa y que tenga un toque más crujiente por fuera.

IDEA

Si te gusta el cordero, existe un corte perfecto para hacer esta receta: los churrasquitos. Son la parte final del costillar y se parecen muchísimo a las *ribs* de cerdo. Puedes hacer exactamente la misma receta utilizando esta carne. En este caso, te recomiendo ajustar los tiempos, con 10 minutos en cada cocinado en vez de 15 los tendrás en su punto.

SECRETO IBÉRICO

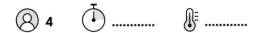

El secreto es un corte del cerdo que descubrí en mi año de universitaria en Salamanca, y desde entonces no puede faltar en mis barbacoas. En Aragón somos expertos en ternasco, y del cerdo, al menos en mi casa, pues lo básico: lomo, solomillo, costillas… Yo no soy muy fan del porcino (salvo del jamón, al que me considero adicta), pero reconozco que un buen filete de secreto es una auténtica delicia. Se llama secreto porque es una pieza que está oculta en la zona de la axila del cerdo. Además, también se dice que los carniceros solían guardarla para su consumo personal, debido a lo exquisita que es, así que era su mayor secreto. La grasa infiltrada que tiene le da un color marmolado muy característico y al cocinarla se funde. El sabor y la textura son espectaculares.

INGREDIENTES

2 filetes de secreto ibérico por persona	sal al gusto

1. Precalienta la máquina 5 minutos a 200 °C.
2. Coloca los filetes en la cesta. Yo no pongo aceite, porque es una carne grasa.
3. Programa entre 10 y 15 minutos a 180 °C (depende del grosor de la pieza). Da la vuelta a los 8 minutos para que dore por las dos caras. Si te gusta muy churrascadita, déjala unos minutos más.
4. Añade sal y acompaña con patatas y unos pimientos.

TORREZNOS

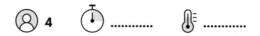

Son una auténtica delicia que hay que consumir con moderación, porque es un producto muy calórico y con mucha grasa. ¿Se pueden hacer en la freidora de aire? La respuesta es: «Sí». De hecho, quedan espectaculares. Con esta técnica, en vez de añadir grasa friendo en aceite, conseguimos reducir la del propio torrezno, y el resultado es igual de crujiente y sabroso. De verdad, como dice mi madre: «Merece muchísimo la pena hacerlos así».

INGREDIENTES

torreznos adobados (a ser posible de Soria)

1. Saca los torreznos unos 20 minutos antes de la nevera para que cojan temperatura ambiente.
2. Si los haces desde cero, primero hay que cocinarlos a baja temperatura para que se haga la carne y quede blandita. Para ello, precalienta la máquina 5 minutos a 130 °C. Introduce los torreznos en la cesta apoyados en uno de sus laterales. Programa 12 minutos a 120 °C. Después, da la vuelta y cocina otros 12 minutos a la misma temperatura. Pasado este tiempo, coloca las piezas en posición vertical, con la corteza hacia arriba, y hazlos 10 minutos a 200 °C para que la corteza quede supercrujiente.
3. Si has comprado los torreznos precocinados, solamente vas a tener que hacer este último paso. Precalienta la freidora de aire 5 minutos a 200 °C, coloca los torreznos con la corteza hacia arriba y programa 10 minutos a 200 °C.

¿Sabías que...?

Los torreznos fueron una de las primeras barritas energéticas. Aportan entre 400 y 500 kcal por cada 100 g, por lo que antiguamente la gente que trabajaba en el campo los desayunaba o almorzaba para tener energía para las duras tareas físicas que la esperaban durante el día. Los romanos ya consumían tocino frito, por lo que seguro que lo introdujeron en España, aunque las primeras referencias que se tienen del torrezno son de la Edad Media, cuando se popularizó por ser un producto barato, calórico y delicioso.

CHULETITAS DE CORDERO

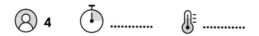

En Aragón solemos presumir poco de las cosas buenas que tenemos. La verdad es que no entiendo cómo llegamos a dominar medio mundo con lo humildes que somos en general con lo nuestro. No me malinterpretes, somos gente noble como nadie, a los demás los defenderemos y ayudaremos con uñas y dientes, pero cuando llega la hora de ensalzar nuestras bondades…, chico, es que no las vemos, o no las valoramos. Yo he tenido que salir quince años fuera de mi tierra para darme cuenta de lo maravillosa que es, del producto tan excepcional que tiene y de lo necesario que es hablar de él. ¿Y por qué te cuento todo esto? Porque uno de esos productos excepcionales que debería dar la vuelta al mundo es el Ternasco de Aragón y, en concreto, sus chuletitas, que en la airfryer quedan casi casi como hechas a la brasa.

INGREDIENTES

250/300 g de chuletas de cordero por ración (prueba con ternasco y me cuentas)

AOVE en espray
sal al gusto

1. Precalienta la máquina 5 minutos a 200 °C.
2. Echa un pelín de aceite a las chuletas y colócalas sobre la cesta.
3. Programa 5 minutos a 190 °C si te gustan poco hechas y 7 minutos a 190 °C si las quieres churruscaditas. En cualquier caso, dales la vuelta los últimos 2 minutos para que se hagan bien por los dos lados.

4. Sirve con un poco de sal y unas patatas fritas (tienes la receta en la página 39).

¿QUÉ ES EL TERNASCO?

Ternasco de Aragón es una IGP (Indicación Geográfica Protegida) en la que están incluidas varias razas autóctonas aragonesas de oveja: Ojinegra de Teruel, Roya Bilbilitana (la de mi pueblo), Rasa Aragonesa, Maellana y Ansotana. Para que se pueda considerar ternasco, además de pertenecer a estas razas, el animal ha tenido que ser alimentado con leche materna y cereales naturales y tener un peso en canal de entre 8 y 12,5 kg.

Gracias a mi paso por el programa *Aquí la Tierra* he aprendido la importancia de mantener vivas las razas autóctonas, darles un valor y una salida comercial. Primero, porque hay que conservar las zonas rurales, su economía y sus tradiciones. Segundo, porque si una especie o raza (ya sea animal o vegetal) deja de tener salida comercial, acabará extinguiéndose. Y esa es una gran labor que están haciendo pequeños ganaderos y agricultores por todo el país, la de recuperar especies autóctonas y volver a ponerlas en valor para que no desaparezcan. Y tercero, en el caso de la ganadería extensiva, porque ayudan a mantener los campos limpios de rastrojos, evitando los incendios en verano.

¿La carne de ternasco cómo es? Tierna, sabrosa y, según unos estudios de la Universidad de Zaragoza que me presentaron hace poco en un evento, cardiosaludable. La han bautizado como carne rosa (ni blanca ni roja). Cuando vivía en Zaragoza y mi madre me la ponía con frecuencia no le hacía demasiado caso, pero al irme tantos años fuera me he dado cuenta de que me encanta. Así que, si tienes ocasión, pruébala y acuérdate de mí.

PESCADO Y MARISCO

GAMBAS REBOZADAS

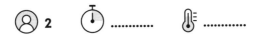

Receta perfecta como entrante en una cena o comida de picoteo con amigos. Además de ser muy fácil y rápida, es una manera diferente de servir un plato de gambas. Seguro que les vas a sorprender.

INGREDIENTES

- 150 g de gambas peladas crudas (yo uso congeladas)
- 1 cucharadita de pimentón
- 1 cucharadita de pimienta blanca
- 1 cucharadita de ajo en polvo
- 1 cucharadita de albahaca
- 1 cucharadita de orégano
- ½ cucharadita de cayena en polvo (opcional si lo quieres picante)
- pan rallado para rebozar
- sal
- AOVE en espray

1. Descongela las gambas en el frigorífico unas horas antes.
2. Haz una mezcla de pan rallado y las especias.
3. Añade sal a las gambas, una vez descongeladas, y rebózalas con el pan y las especias. Aprieta para que queden bien cubiertas.
4. Precalienta la freidora de aire 5 minutos a 190 °C.
5. Pon las gambas en la cesta, con cuidado de que no se monten unas sobre otras. Pulveriza con un poco de aceite en espray y cocina 5 minutos a 190 °C. Cuando pasen 4 minutos, dales la vuelta para asegurarte de que queden crujientes por las dos caras.
6. Sirve con tu salsa favorita, pero están tan ricas que yo no les pongo nada.

TRUCO

Cuando prepares caldo (ya sea de pollo, de jamón o de pescado), una vez que lo tengas puedes convertirlo en caldo concentrado, dejándolo a fuego medio durante media hora o más. Cuando el agua se haya evaporado, déjalo enfriar, ponlo en cubiteras, congela y tendrás pastillas de caldo concentrado para utilizar al momento siempre que las necesites.

PULPO A LA BRASA

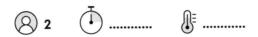

¿Te has comprado la típica pata de pulpo, que te ha costado un ojo de la cara, y no te apetece meterla en el microondas como rezan las instrucciones de la caja? Hazla en la freidora de aire y la convertirás casi casi en una pata de pulpo a la brasa.

INGREDIENTES

2 patas de pulpo	sal gruesa al gusto
AOVE en espray	pimentón al gusto

1. Precalienta la máquina 5 minutos a 200 °C.
2. Pulveriza aceite en espray por las dos caras y pon las patas de pulpo en la cesta.
3. Cocina 6 u 8 minutos a 200 °C. Da la vuelta a los 5 minutos. Si lo quieres más tostado, déjalo unos minutos más.
4. Sirve con sal gruesa y pimentón por encima.
5. Para una experiencia de 10, prepara un puré de patata y pon una ración en la base del plato y el pulpo encima.

EL PURÉ DE PATATA DE MI MADRE

No podía dejarte sin esta información. Hacer un puré de patata es ultrafácil y te va a servir de guarnición de cualquier receta.

INGREDIENTES

1 kg de patatas para cocer
200 ml de leche o nata
2 quesitos

nuez moscada al gusto
sal y pimienta al gusto

Mi madre siempre le ha echado al puré quesitos en vez de mantequilla, y a mí me encanta. Si prefieres hacerlo al modo tradicional, ponle mantequilla.

1. Cuece las patatas en agua hirviendo. Si las metes enteras con piel, tardará más tiempo la cocción, pero las pelarás fácilmente. Para reducir tiempo, pela y corta en daditos pequeños.
2. Cuando estén blanditas, escurre y aplasta con un tenedor o un pasapurés.
3. Añade la leche o nata caliente mientras remueves. Con leche te va a quedar más ligero.
4. Incorpora los quesitos, la sal, la pimienta y la nuez moscada al gusto. Mezcla hasta tener la textura y densidad deseadas. Yo te recomiendo que no te ciñas a las cantidades y lo hagas totalmente a tu gusto.
5. Para acompañar al pulpo, ponle pimentón de la Vera.

SEPIA AL AJILLO

👤 2   ⏱ ....   🌡 ....

La sepia es otro de los productos que me daba mucho miedo introducir en la freidora de aire, pensaba que quedaría dura o chiclosa. ¡Menos mal que un día se me ocurrió probar! Sale jugosa, tierna por dentro y crujiente por fuera.

INGREDIENTES

400 g de sepia	sal
1 ajo	AOVE en espray
unas hojas de perejil	

1. Si la sepia es congelada, métela en la nevera unas horas antes de prepararla para que se descongele.
2. Córtala en cubitos y ponla en un recipiente apto para la freidora de aire.
3. Pela y trocea un ajo. Pica unas hojas de perejil, mézclalas con el ajo y se lo añades por encima a la sepia. Echa un poco de aceite en espray.
4. Precalienta la freidora de aire 5 minutos a 190 °C.
5. Cocina entre 8 y 10 minutos a 190 °C.

❋ ❋ ❋

PESCADO Y MARISCO

TRUCO DEL AJO

No te voy a contar un truco para que el ajo no repita porque de momento no he encontrado nada satisfactorio. Te traigo algo mucho mejor para que puedas guardar el ajo durante mucho tiempo sin que se te estropee y, además, lo tengas listo rápidamente para consumir en cualquier receta. Si has comprado varias cabezas de ajos, pero solo necesitas uno o dos dientes, no dejes el resto abandonados en el frutero. Pela todos los dientes, tritúralos en una procesadora hasta que te quede una pasta que vas a introducir en una bolsa de congelación (de esas que tienen zip). Extiende la pasta de forma que cubra toda la bolsa y la cierras, quitándole todo el aire. Te va a quedar un bloque rectangular de ajo. Con ayuda de un cuchillo (por la parte que no tiene filo) haz líneas rectas horizontales y verticales, de manera que dibujes cuadrados. Esto te va a permitir separar los cubos de ajo una vez congelados. Mételos al congelador y ya tienes pastillas de ajo listas para cada vez que las necesites.

CALAMARES A LA ANDALUZA

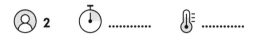

De nuevo, los calamares es uno de esos alimentos que me negaba a creer que se podían hacer en la airfryer. Quizá te pase lo mismo. No terminaba de ver que pudieran quedar crujientes y tiernos por dentro si no los freía en aceite. Hace unos meses se me ocurrió probar, porque a mi hijo le gustaban mucho (lo digo en pasado porque cuando tienes dos años un día amas una cosa y al día siguiente la detestas) y no quería darle tanto frito. El resultado me sorprendió. No te voy a engañar, no saben exactamente igual que cuando los sumerges en aceite bien calentito, pero oye, no están nada mal. Crujen, quedan dorados y, si el calamar es bueno, sale tierno por dentro.

INGREDIENTES

200 g de calamares por persona
100 g de harina de trigo o de garbanzo
sal al gusto
un chorrito de zumo de limón
AOVE en espray

1. Limpia y seca muy bien los calamares (si son congelados, deja que se descongelen en la nevera y luego sécalos con papel de cocina). Es clave que no tengan humedad para que queden crujientes y la harina no se apelmace.
2. Añade sal al gusto y pasa por harina. Puedes usar harina de trigo, de garbanzo o combinarlas al 50 por ciento. Los auténticos calamares a la andaluza llevan harina de garbanzo, ya que forma una capa más fina y crujiente, que no se despega.
3. Precalienta la airfryer 5 minutos a 200 °C.

PESCADO Y MARISCO

4. Introduce las anillas de calamar, espolvorea con aceite en espray y cocina 8 minutos a 180 °C. Da la vuelta a los calamares a la mitad de tiempo. Si te gustan más dorados, cocina 2 minutos más.
5. Sirve con un chorrito de limón o prepárate un bocata con bien de alioli para una experiencia religiosa.

TRUCO

Puedes comprar harina de garbanzo en cualquier supermercado, pero si tienes un buen procesador de cocina (tipo Thermomix), la puedes hacer en casa. Te va a salir muchísimo más barata, ya que solamente necesitas garbanzos en crudo (sí, de los duros). Tritura a máxima velocidad durante 2 o 3 minutos (no pongas demasiada cantidad para no quemar la máquina) y pasa por un colador para que te quede la harina lo más fina posible. Los restos más gordos vuélvelos a pasar por la máquina. Guarda la harina en un recipiente hermético y así la tienes lista para cada vez que la necesites.

ZAMBURIÑAS

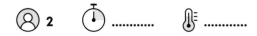

No te miento si te digo que es uno de mis alimentos favoritos en el mundo. Cada vez que voy a Galicia es lo único que pido. Me daba bastante miedo meter zamburiñas a la freidora de aire, porque no concibo destrozar este producto. Pero para nada, quedan espectaculares, me atrevo a decir que mejor que en la sartén. Te dejo la receta y después debatimos si son zamburiñas o volandeiras.

INGREDIENTES

6 zamburiñas	sal al gusto	una pizca de AOVE

1. Precalienta la máquina 5 minutos a 170 °C.
2. Añade sal y un poquito de aceite a cada zamburiña. Puedes también ponerles un majado de ajo y perejil (a mí me gustan solamente con sal).
3. Colócalas con cuidado en la cesta y cocina 4 minutos a 170 °C. Puedes seguir estos mismos pasos con las vieiras.

¿Sabías que...?

Casi todas las veces que has comido zamburiñas en realidad te estaban dando volandeiras. Creo que en contadísimas ocasiones he comido zamburiñas de verdad. Lo que suelen servir en bares y restaurantes y lo que podemos comprar en pescaderías son volandeiras. Y aunque son bivalvos muy parecidos, tienen sus diferencias. Las zamburiñas son más alargadas y solo tienen una oreja en la concha, mientras que las volandeiras tienen las dos. El color de la concha de las zamburiñas es más oscuro. ¡Ah, y lo más característico! La gónada naranja por la que siempre reconocerías a las presuntas zamburiñas resulta que es de las volandeiras, las zamburiñas reales la tienen blanca. Y no es que en los restaurantes nos quieran engañar (la mayoría de las veces), es que a ellos también se las venden como zamburiñas. ¿Y qué es lo que pasa? Pues que hay más en el mar, son más fáciles de encontrar y, por lo tanto, más baratas. La zamburiña tiene una carne un poco más exquisita y quizá algo más de sabor, pero son bastante parecidas. Te confieso una cosa, volandeira o zamburiña, a mí me vuelven loca y ambos son productos de una gran calidad de nuestro mar gallego. Así que, cuando tengas oportunidad, disfruta y no te agobies por si lo han llamado de una manera o de otra.

TIGRES DE MI YAYA

4 comensales | 12-15 unidades

Mi abuela los llama «cariocos». Me los hacía cuando era pequeña y recuerdo que me encantaban. Cuando llegué a Madrid, me enteré de que el resto de la población los llama tigres. Bautízalos como quieras, da igual, el caso es que, se llamen como se llamen, están buenísimos. Obviamente, mi yaya los freía con abundante aceite en la sartén. Yo ahora los hago en la airfryer y quedan genial.

INGREDIENTES

- 1 kg de mejillones
- 1 cebolla pequeña
- 1 cucharada de harina
- 1 vaso de leche
- ½ vaso de caldo de la cocción de los mejillones
- unas gotas de tabasco
- 1 huevo
- pan rallado para rebozar
- 1 cucharadita de pimentón
- AOVE

1. Puedes comprar los mejillones frescos o ya cocidos. La segunda opción es más cara, pero más cómoda, ya que no vas a tener que limpiar ni cocer. Si los compras frescos en el mercado, limpia con cuidado uno a uno, bajo el grifo, con ayuda de un cuchillo. Quita los restos de crustáceos que tengan adheridos y estira de las barbas para sacarlas.
2. En una olla pon unos dos dedos de agua (no se necesita mucha porque los mejillones van a soltar la suya también). Introduce los mejillones limpios y pon a fuego medio hasta que comience a hervir. Deja unos 7 u 8 minutos para que se hagan. Cuando los tengas, separa la carne de la cáscara y guarda las cáscaras para montar luego los tigres.

PESCADO Y MARISCO

3. Para la pasta de mejillón, corta una cebolla muy fina, añade un buen chorro de aceite en la sartén y póchala (yo la última vez lo hice con cebolla morada y me gustó mucho).
4. Corta los mejillones en trocitos pequeños (mi abuela utilizaba una tijera) y añádelos a la cebolla cuando esté muy blandita.
5. Incorpora la harina y remueve para que la harina se cocine.
6. Ahora vas a hacer como una bechamel de croquetas. Añade la leche y el caldo a chorrito sin parar de remover (mejor si están calientes para que no se hagan grumos). Pon unas gotas de tabasco y una cucharadita de pimentón. Cocina sin dejar de remover hasta que espese. Deja enfriar unas horas.
7. Después rellena las cáscaras de mejillón con la pasta. Pasa por harina, huevo batido y pan rallado.
8. Precalienta la airfryer 5 minutos a 190 °C.
9. Echa aceite en espray a cada mejillón, colócalos en la rejilla y cocina 6 o 7 minutos a 190 °C hasta que los veas dorados.
10. Si no vas a cocinar todos los cariocos, congélalos. Cuando los vayas a cocinar, métetelos en la airfryer sin precalentar, pulveriza con aceite y cocina unos 10 o 12 minutos a 190 °C hasta que los veas dorados.

¿Sabías que..?

Los mejillones que tienen un color más amarillento no están malos, poco frescos ni defectuosos. Resulta que son mejillones macho. Los naranjas brillantes son las hembras y los amarillo apagado, los machos. Así que no vuelvas a descartar de tu plato un mejillón por su color.

¿Trucos para saber si están buenos o malos? Si los compras en fresco, tira los que tengan la concha rota. Si vienen abiertos, dales un golpe y si no se cierran es que están muertos, retíralos. Al cocerlos, descarta todos los que no se hayan abierto.

SALMÓN A LA PARRILLA

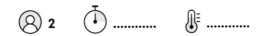

He tenido que escribir un libro sobre la airfryer para animarme a cocinar salmón a la plancha en ella. La verdad es que no estaba nada convencida. El pescado me gusta un punto menos para que quede jugoso por dentro. Si se pasa demasiado, me cuesta comerlo. Te hago spoiler: me ha encantado cómo queda.

INGREDIENTES

un lomo de salmón por persona
sal

AOVE en espray

1. Precalienta la airfryer 5 minutos a 200 °C. Este paso es clave para que el salmón se dore por fuera y no se sobrecocine por dentro.
2. Pulveriza el salmón con unas gotas de aceite y cocina 5 minutos a 200 °C.

VERSIÓN 2.0: SALMÓN CON PISTACHOS Y MIEL

Si te da mucha pereza el salmón a la plancha, prueba a hacer esto. ¡Ojo, te tienen que gustar los sabores agridulces!

PESCADO Y MARISCO

INGREDIENTES

1 lomo de salmón por persona
2 cucharadas de mostaza tipo Dijon
1 cucharada de miel
1 puñado de pistachos pelados

1. Haz una salsa con la mostaza y la miel y pinta el lomo de salmón.
2. Pica los pistachos para tener un polvo crujiente con el que poder rebozar el pescado.
3. Precalienta la freidora de aire 5 minutos a 200 °C y cocina 6 minutos a 180 °C. Yo soy muy de comer carne y pescado poco hechos, si te gusta más pasado, déjalo unos minutos más.

FONDO DE ARMARIO ASIÁTICO PARA TU COCINA

Para mí hay una serie de ingredientes de la cocina asiática que siempre tienen que estar en mi despensa. No los utilizo a diario, ni mucho menos, pero los considero un fondo de armario imprescindible. Si no los tienes en casa (mi madre no los tenía tampoco, tranqui), te recomiendo que te hagas con una botellita de las pequeñas de cada uno para poder hacer este tipo de recetas fáciles y distintas sin que te dé pereza ir al súper a por ellos. Con la globalización, prácticamente todos, si no todos, los puedes comprar en supermercados normales, pero si te animas, acércate a una tienda de alimentación de productos asiáticos y hazte con tu fondo de armario.

En mi opinión estos son fundamentales:
- Salsa de soja.
- Vinagre de arroz.
- Aceite de sésamo (te va a sorprender el aroma que da a los alimentos).
- Semillas de sésamo.

Para cocinados top añade:
- Salsa de ostras (sabor umami).
- Salsa gochujang (si eres de picantes, pruébala).
- Salsa Sriracha (también muy picante).
- Salsa agridulce.

DORADA A LA SAL

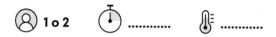

1 o 2

La cantidad de veces que habré pedido este plato en restaurantes y lo facilísimo que es hacerlo en casa. En la freidora de aire queda exactamente igual que en el horno. Perfecto para una cena para dos.

INGREDIENTES

1 dorada de ración
sal gorda

agua

Lo más importante de todo es que te asegures de que la dorada cabe en la cesta de la freidora de aire, si es demasiado grande, no la vas a poder preparar. Cuando vayas al mercado, pide al pescadero que te prepare el pez para cocinar a la sal.

1. Precalienta la máquina 5 minutos a 200 °C.
2. Llena el fondo de un molde de silicona o de vidrio refractario con sal gruesa, mezclada con un poquito de agua, para que haga costra. Aprieta bien, haz una camita para poner encima la dorada. Cubre con más sal humedecida, compactando con fuerza. Deja la cabeza sin tapar.
3. Introduce el molde en la cesta y programa, para una pieza de un kilo y medio, unos 30 minutos a 200 °C. Si te gusta el pescado muy hecho, puedes dejarlo unos minutos más.
4. Saca, rompe la capa de sal, rescata la dorada, limpia con cuidado los lomos y sirve, acompañada por ejemplo de unas patatas y ensalada.

Puedes hacer exactamente lo mismo con lubina.

TRUCO

El truco para calcular el tiempo de cocinado es programar unos 20 minutos por cada kilo de pescado. ¿Pesa kilo y medio? Pues ponlo 30 minutos. ¿Son dos? Entonces 40 minutos. Y si aun así no te fías de si está hecha o no, fíjate en el ojo, que cambia de color. Cuando esté completamente blanco, la dorada está preparada.

MERLUZA A LA PLANCHA

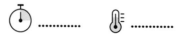

Como ya has visto, en la freidora de aire puedes preparar platos muy elaborados, pero no nos olvidemos de las cosas más sencillas, que al fin y al cabo son las que más vamos a elaborar a diario. La merluza a la plancha queda perfecta y la puedes servir tal cual o añadir verduras o patatas.

INGREDIENTES

1 lomo o corazón de merluza por persona	AOVE en espray sal al gusto

1. Precalienta la máquina 5 minutos a 200 °C.
2. Pulveriza los filetes de merluza con aceite por las dos caras, añade sal al gusto e introdúcelos en la cesta. Programa 5 minutos a 190 °C.
3. Si la vas a acompañar de verduritas (calabacín, pimiento, cebolla, etc.), trocéalas, pulveriza con espray y cocina unos 10 o 15 minutos a 180 °C. Después, coloca el pescado encima y programa 5 minutos a 190 °C.

VERSIÓN 2.0
MERLUZA REBOZADA

También puedes rebozar la merluza y cocinarla en la freidora de aire en vez de en la sartén.

INGREDIENTES

1 lomo o corazón de merluza por persona
harina para rebozar
1 huevo
pan rallado (opcional)
sal
AOVE en espray

1. Precalienta la máquina 5 minutos a 190 °C.
2. Añade sal al pescado, pasa por harina y huevo (opcional si quieres pan rallado) y pulveriza con un poco de aceite.
3. Coloca los lomos en la cesta de la freidora y programa 10 minutos a 180 °C. A los 8 minutos, dales la vuelta para que se hagan por las dos caras.

PASTEL DE ATÚN

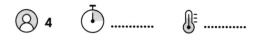

4

¿Tienes invitados y te ha pillado el toro? ¿No sabes qué cenar esta noche? ¿Hace mucho calor y solo te apetecen cosas frías? No cambies de página, esta es tu receta. Queda un pastel fresco, con una textura superesponjosa y muy sabroso.

INGREDIENTES

4 latas de atún	2 o 3 cucharadas de tomate
3 huevos	5 o 6 pimientos del piquillo
200 ml de leche evaporada o nata	(opcional)
	sal al gusto

1. En un vaso de batidora pon todos los ingredientes (los pimientos son opcionales, solo con atún también sale delicioso). Yo he probado con leche desnatada y también funciona (te doy la opción por si te estás cuidando). Bate bien e introduce en el molde.
2. Precalienta la airfryer 5 minutos a 165 °C.
3. Introduce el molde en la cesta y cocina 30 o 40 minutos a 165 °C. No te puedo dar el tiempo exacto porque todo va a depender de la profundidad y diámetro de tu molde. Yo he usado un molde circular de 16 cm de diámetro por 7 cm de altura. Primero lo pongo 30 minutos y después dos golpes de 5 minutos, hasta que lo he visto totalmente hecho. Mi consejo es que vayas abriendo y controlando, al menos la primera vez que lo hagas.
4. Deja enfriar en la nevera unas horas y sirve con mayonesa.

TRUCO PARA HACER LA MAYONESA PERFECTA

La mayonesa nunca ha sido mi fuerte. No tengo paciencia y se me suele cortar porque levanto la batidora antes de tiempo. Así que en casa la hace siempre mi marido, más conocido como el AyudanThor en redes sociales. Te dejo su técnica por si quieres probar. En el vaso de batir echa un chorrito de aceite de girasol y el huevo (directamente de la nevera, es que ni lo atempera). Mete la batidora y empieza a batir a golpecitos sin levantarla del fondo. Es decir, en vez de apretar el botón de continuo, va apretando y soltando intermitentemente. Mientras hace eso, va añadiendo más aceite de girasol a chorrito. En cuanto ve que ha emulsionado, deja de echar aceite y ya comienza a batir de continuo, ahora sí levantando la batidora para llegar con ella a todo. Añade sal y un chorrito de limón (opcional). Te juro que en quince años que llevamos juntos nunca he visto que se le corte.

SAQUITOS DE SALMÓN CON PASTA FILO

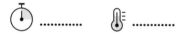

Esta receta me la *inventé* cuando estaba embarazada. Era uno de esos días en los que sabía que tenía que comer algo saludable, pero no me apetecía nada un filete de salmón a la plancha. Coincidió que en la nevera había planchas de pasta filo, y el resultado fueron unos saquitos crujientes de salmón y queso muy apañados y ricos. Si el pescado te da pereza, pruébalo así.

INGREDIENTES

1 lomo de salmón	1 cucharada de queso crema	eneldo al gusto
1 paquete de planchas de pasta filo	unas hojas de espinaca	una pizca de sal
		AOVE
		semillas de sésamo

1. Corta el lomo de salmón en taquitos.
2. Coloca tres o cuatro planchas de pasta filo, una encima de la otra. Pinta cada una con un poquito de aceite de oliva (para que se peguen unas con otras).
3. Pon el queso crema en el centro y extiende. Añade unas hojas de espinaca y un dado de salmón. Echa una pizca de sal y espolvorea eneldo (si tienes fresco, mejor).
4. Cierra los bordes de la pasta filo hacia el centro para obtener un saco cuadrado. Haz tantos como necesites.
5. Precalienta la máquina 5 minutos a 200 °C.
6. Pulveriza un poco de aceite en espray sobre los saquitos y cocina 8 minutos a 175 °C.

7. Decora con unas semillas de sésamo y sirve con salsa de soja o salsa agridulce.

SALSA AGRIDULCE CASERA

Si nunca has hecho esta famosísima salsa china en casa, te dejo la receta porque se prepara en un momentín, queda riquísima y ya se sabe que lo casero siempre es más rico.

INGREDIENTES

- 150 ml de agua
- 4 cucharadas de vinagre de arroz
- 1 cucharada de kétchup
- 1 pizca de cayena en polvo
- 4 cucharadas de azúcar (puedes poner edulcorante o miel)
- 3 cucharadas de agua fría
- 1 cucharada de maicena

1. Disuelve la maicena en el agua fría y reserva.
2. Añade el resto de los ingredientes en una sopera a fuego medio y remueve hasta que se disuelvan.
3. Incorpora la maicena disuelta, esto va a hacer que la mezcla espese, y continúa removiendo sin parar a fuego medio hasta que consigas la consistencia deseada.
4. Guarda en un bote, deja enfriar y conserva en la nevera.

HAMBURGUESAS DE ATÚN

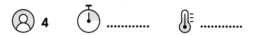

Esta receta es perfecta para aquellas personas a las que les cuesta comer pescado. Quedan muy blandas y jugosas por dentro y crujientes por fuera, y además son saludables.

INGREDIENTES

- 3 latas de atún (yo uso al natural)
- 2 zanahorias ralladas
- 1 huevo
- 2 cucharadas de queso crema
- ½ cebolla morada picada
- 5 o 6 cucharadas de harina de avena (puede ser cualquier harina)
- ajo en polvo
- sal
- AOVE en espray

1. Esta receta es tan sencilla como mezclar todos los ingredientes, menos la harina, remover muy bien hasta tener una pasta e ir incorporando poco a poco la harina. Como cada huevo es de un tamaño, cada zanahoria también..., te recomiendo que vayas observando la masa y que la des por terminada cuando tenga una consistencia como para permitir dar forma a las hamburguesas. En mi caso fueron unas 5 cucharadas colmadas, pero quizá tú necesites más.
2. Precalienta la máquina 5 minutos a 200 °C.
3. Introduce las hamburguesas con un poquito de aceite en espray por encima.
4. Cocina 15 minutos a 180 °C. A los 8 minutos, abre y da la vuelta para que dore por las dos partes por igual.

TRUCO

¿Tienes que rallar una zanahoria y no tienes rallador? Utiliza el cuchillo. Asegúrate de que está bien afilado. Colócalo perpendicular a la hortaliza y raspa la superficie con paciencia. Esta técnica te sirve para cualquier fruta.

CROQUETAS

¿Serán las croquetas el alimento más rico del mundo? Creo que no conozco a nadie que me haya dicho alguna vez que no le gustan. Si no son lo tuyo, sáltate este capítulo. En las próximas páginas voy a compartir contigo las recetas de mis croquetas favoritas que podrás terminar en la sartén, como toda la vida, o en la freidora de aire. De nuevo no te engaño, no salen igual, pero quedan crujientes. No te saltes los trucos, que son muy útiles.

✹ ✹ ✹

CROQUETAS DE JAMÓN

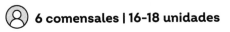 6 comensales | 16-18 unidades ....

Si nunca has hecho croquetas, tienes que empezar por las de jamón y, si estás en el nivel experto, sabes que hay que hacerlas porque son con las que siempre se triunfa. Te voy a reconocer que siempre me ha costado dar cantidades a la hora de hacer esta receta, porque cuando hago la bechamel echo los ingredientes a ojo, así que usa estos como referencia, pero guíate por tu instinto.

INGREDIENTES

50 g de mantequilla
60 g de harina de trigo
1 l de leche (o 750 ml de leche y 250 ml de caldo de jamón)

150-200 g de jamón
una pizca de pimienta
una pizca de nuez moscada

Para el rebozado
1 huevo
pan rallado o panko
AOVE en espray

1. En una sartén pon la mantequilla a fuego medio y deja que se funda.
2. Incorpora la harina y mezcla con unas varillas o una lengua de silicona (te recomiendo hacerlo todo con varillas). Deja tres o cuatro minutos a fuego medio para que se tueste la harina, ya que, si la haces poco, corres el riesgo de que la masa sepa a harina cruda.
3. Ahora, añade la leche a chorrito, sin dejar de remover. Si tienes un ayudante, es el momento de que entre en acción con la leche, que, por cierto, puede ser entera, semidesnatada, desnatada… Yo siempre las hago con desnatada sin lactosa.

Si quieres la versión prémium y tienes huesos de jamón, prepara previamente un caldo y en vez de un litro de leche añade 750 ml y el resto, caldo de jamón.

4. Cuando empiece a espesar la bechamel añade el jamón, un poco de pimienta y nuez moscada. Yo a estas croquetas no les echo sal. Podrías añadir también tres huevos duros picados, que le sientan fenomenal a esta masa.
5. Deja que reduzca, sin parar de remover, hasta que esté bastante espesa. Entonces, pasa a un recipiente, cubre con papel film, en contacto con la masa, y deja enfriar unas cuantas horas.
6. Ya solo te queda dar forma a las croquetas, pasar por pan rallado, huevo batido y de nuevo pan rallado.
7. Cuando las tengas todas, echa aceite en espray en las dos caras, precalienta la máquina 5 minutos a 190 °C, coloca las croquetas en la cesta y programa 10 o 12 minutos a 180 °C. A los 8 minutos dales la vuelta. ¡Yo soy incapaz de comer solo una!

TRUCO

Para que no le salgan grumos a la bechamel el truco es calentar la leche e ir echando muy poco a poco. Si la pones fría, le va a costar más disolver la harina y te puede quedar con tropezones. ¡Ya tengo grumos! ¿La tiro? Ni se te ocurra. Pasa toda la mezcla al vaso de la batidora y bate hasta que se convierta en una masa lisa. Devuelve a la sartén y continúa con la receta.

CROQUETAS DE COCIDO

 6 comensales | 14-16 unidades   ....

¿Has preparado cocido y te ha sobrado? Si te da pereza volver a comer lo mismo al día siguiente, ¡prepara croquetas! A mí esta receta me sabe a yaya.

INGREDIENTES

6 cucharadas de aceite de oliva
3 cucharadas de harina
200 ml de caldo de cocido

500 ml de leche
todas las carnes del cocido troceadas
sal y pimienta
una pizca de nuez moscada

Para el rebozado
1 huevo
pan rallado o panko
AOVE en espray

1. Hasta ahora hemos hecho la bechamel con mantequilla, pero también se puede preparar con AOVE. Pon un buen chorro en la sartén a fuego medio (unas 6 cucharadas). Cuando empiece a humear añade 3 cucharadas de harina de trigo y remueve. Deja unos tres o cuatro minutos para que se cocine.
2. Mientras, pon a calentar 500 ml de leche y 200 ml del caldo de cocido. Echa a chorrito, primero la leche y luego el caldo, sin dejar de remover con las varillas.
3. Trocea todas las carnes del cocido y, cuando la bechamel empiece a espesar, échalas a la sartén. Añade sal, pimienta y nuez moscada. Sigue removiendo hasta que esté bien espesa. Retira a un recipiente, cubre con papel film, en contacto con la masa, y mete en la nevera unas horas hasta que esté bien fría.
4. Después, da forma a las croquetas, pasa por pan rallado, huevo y pan rallado (este último puede ser panko también).

5. Precalienta la máquina 5 minutos a 190 °C.
6. Coloca las croquetas en la cesta, pulveriza con un poco de aceite y programa 10 o 12 minutos a 180 °C y a los 8 minutos dales la vuelta.

RECETA DEL COCIDO

4 comensales (2 para que sobre para croquetas)

Vale, sí, pero yo nunca he hecho cocido. No te preocupes, aquí tienes la receta para que puedas darte un homenaje y al día siguiente hacer las croquetas.

INGREDIENTES

200 g de garbanzo pedrosillano	2 patatas
huesos de vaca (rodilla y caña)	3 zanahorias
	1 morcilla
200 g de tocino o panceta	2 chorizos
400 g de morcillo	½ repollo
1 hueso de jamón	una pizca de pimentón
1 punta de jamón	150 g fideos finos (cabellín)
1 muslo de gallina	sal al gusto

Son muchos ingredientes, pero la elaboración es sencillísima. Además, puedes encontrar en cualquier supermercado preparados ya hechos con todas las carnes que necesita el cocido. No obstante, yo te recomiendo que vayas al mercado y preguntes al carnicero y al pollero; como ellos no te va a asesorar nadie.

1. Deja los garbanzos a remojo toda una noche.
2. Al día siguiente, pon todas las carnes y los huesos (menos el chorizo y la morcilla) en una olla y cubre con agua. Añade sal al gusto.
3. Cuando rompa a hervir, añade los garbanzos dentro de una malla. Deja a fuego medio unas tres horas, quitando la espuma blanca que vaya soltando y rellenando con más agua cuando se evapore. Cuando queden 40 minutos, añade las patatas y la zanahoria.
4. En otro cazo cuece la morcilla y el chorizo y en una sartén saltea el repollo troceado con sal y pimentón.
5. Separa las verduras en un plato, las carnes en otro y los garbanzos en otro.
6. Al caldo le vas a echar unos fideos de pasta finos y dejas que hiervan 3 minutos.
7. Sirve y a disfrutar de la comilona. Por cierto, ¿a ti en cuántos vuelcos te gusta? A mí me encanta todo a la vez.

CROQUETAS DE POLLO ASADO

 6 comensales | 14-16 unidades   ....

Otra gran receta de aprovechamiento si te ha sobrado pollo asado (casero o comprado) es desmenuzar la carne y preparar croquetas para el día siguiente.

INGREDIENTES

6 cucharadas de aceite de oliva
3 cucharadas de harina
500 ml de leche
200 ml de caldo de pollo

pollo asado del día anterior
1 cebolla
sal y pimienta
una pizca de nuez moscada

Para el rebozado
1 huevo
pan rallado o panko
AOVE en espray

Todas las recetas de croquetas de este libro pueden elaborarse con cebolla. ¿Por qué no le he puesto a ninguna hasta ahora? Porque la cebolla y yo tenemos una relación de amor-odio bastante fuerte. Vamos, que hasta hace nada (y tengo treinta y muchos años) no podía ni verla. Yo he sido ese tipo de persona que es capaz de encontrarle la cebolla a su madre después de haberla triturado. Ella me hacía las croquetas con cebolla, y yo soñaba con una madre que las hiciera sin cebolla…, y en eso me he convertido. No obstante, como ahora me gusta, vamos a por unas croquetas de pollo con cebolla (aunque puedes no ponerle, claro).

1. Pica una cebolla muy finita y póchala en la sartén con un buen chorro de aceite de oliva (6 cucharadas o un poco más).

2. Cuando esté casi transparente, añade la harina, deja que cocine unos minutos e incorpora la leche caliente y el caldo de pollo a chorrito, sin dejar de remover con las varillas.
3. Cuando empiece a espesar, añade pimienta, nuez moscada y el pollo asado desmigado. Si ves que necesita algo de sal, es el momento. Continúa removiendo hasta que espese del todo.
4. Pasa a un recipiente, cubre con film de manera que toque la masa y deja enfriar en la nevera unas cuantas horas.
5. Bolea las croquetas y pásalas por pan rallado, huevo batido y más pan rallado o panko.
6. Precalienta la máquina 5 minutos a 190 °C.
7. Pulveriza las croquetas con un poco de aceite y cocina 10 o 12 minutos a 180 °C. Cuando falten 2 minutos, dales la vuelta.

¿Te ha quedado la bechamel muy líquida?
TRUCO

Si estás haciendo croquetas y has llegado al momento de crisis: «Esto no me sale, la masa es demasiado líquida, jamás se va a convertir en croqueta», esto tiene solución y muy sencilla: deja en el fuego sin parar de remover hasta que reduzca. Lo que le está pasando a la masa es que tiene demasiado líquido, que, por suerte, con calor se evapora, así que es cuestión de tiempo. Este truco también es válido si la masa ya se ha enfriado. ¿No la puedes bolear? Llévala de vuelta a la sartén y a remover hasta que reduzca.

CROQUETAS DE PESCADO

 6 comensales | 14-16 unidades   ....

¿Te cuesta comer pescado? Haz croquetas. ¿Tus hijos no se comen el pescado? Haz croquetas. ¿Te gustan las croquetas? Haz croquetas.

INGREDIENTES

6 cucharadas de aceite de oliva	2 lomos de merluza	**Para el rebozado**
3 cucharadas de harina	4 langostinos crudos	1 huevo
700 ml de leche	sal y pimienta	pan rallado o panko
	una pizca de nuez moscada	AOVE en espray

Desde que mi hijo empezó con la alimentación complementaria, siempre que le sobra pescado (cada vez más, porque antes lo devoraba y ahora no lo puede ni ver), le preparo croquetas.

1. Añade el aceite a la sartén y, cuando esté caliente, las tres cucharadas de harina.
2. Cocina unos minutos y, cuando la harina esté tostada, ve añadiendo la leche caliente a chorrito, sin dejar de remover con las varillas.
3. Cuando espese, incorpora el pescado desmenuzado y los langostinos en trocitos pequeños. Pon sal, pimienta y nuez moscada a gusto y continúa removiendo hasta que esté lista.
4. Si las croquetas son para niños pequeños, te recomiendo que revises muy bien el pescado en busca de espinas o que, una vez terminada la masa, la pases por la batidora para evitar sustos.

5. Pon en un recipiente con papel film pegado en la superficie de la masa y deja enfriar unas horas en el frigorífico.
6. Bolea las croquetas y pásalas por pan rallado, huevo batido y más pan rallado o panko.
7. Precalienta la máquina 5 minutos a 190 °C.
8. Pulveriza las croquetas con un poco de aceite y cocina 10 o 12 minutos a 180 °C. Cuando falten 2 o 3 minutos, dales la vuelta para que se doren por las dos caras.

TRUCAZO DEL SIGLO

Si tienes una manga pastelera de las de plástico de usar y tirar, rellénala con la masa de croquetas ya fría. Haz un corte un poco más arriba de lo normal, piensa que el corte determina el diámetro de las croquetas, y ve sacando masa y cortando con unas tijeras al tamaño deseado. Déjalas caer sobre un recipiente con pan rallado y después pasa por huevo y pan como siempre. En unos segundos vas a tener todas las croquetas hechas.

CROQUETAS DE CHOCOLATE

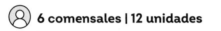 6 comensales | 12 unidades   ....

Hace unos años una marca me pidió una receta con chocolate y se me ocurrió probar a hacer croquetas. El resultado fue espectacular. No es ninguna locura, de verdad. Piensa que la leche y la harina son ingredientes de cualquier plato dulce, así que una bechamel de chocolate es una auténtica exquisitez.

INGREDIENTES

40 g de mantequilla
2 cucharadas de harina
500 ml de leche caliente
1 tableta de chocolate (blanco o negro)

Para el rebozado
1 paquete de galletas tipo maría
1 huevo
azúcar
canela en polvo
AOVE en espray

1. Pon la mantequilla en la sartén para que se derrita.
2. Añade las dos cucharadas de harina y deja que cocine unos minutos.
3. Vierte a chorrito la leche caliente, sin parar de remover, hasta tener la bechamel espesa.
4. En ese momento, incorpora una tableta de chocolate (puede ser negro, con leche o blanco). Deja que funda bien.
5. Cuando esté bien consistente, pasa la masa a un recipiente, ponle papel film a ras de la masa y mete en la nevera unas horas.
6. Una vez fría, dale forma de croqueta.

7. Puedes rebozar en pan rallado, pero con polvo de galleta quedan deliciosas. Para ello, tritura un paquete de galletas tipo maría (o las que quieras). Si no tienes procesadora, introduce las galletas en una bolsa de congelados y dale golpes con un martillo o rodillo. Pasa las croquetas por huevo batido y por el polvo de galleta.
8. Precalienta la freidora de aire 5 minutos a 190 °C.
9. Pulveriza las croquetas con un poco de aceite por las dos caras. Coloca en la cesta y programa 10 o 12 minutos a 180 °C. Dales la vuelta cuando queden 2 o 3 minutos.
10. Al salir, cuando estén todavía calientes, pásalas por una mezcla de azúcar y canela en polvo. ¡Os vais a chupar los dedos!

¿Sabías que...?

La harina de garbanzo se puede convertir en el hermano gemelo vegano del huevo. Esto lo descubrí cuando empecé a introducir el huevo en la dieta de mi hijo y sospeché que tuviera cierta intolerancia o alergia. ¿Sabes la cantidad de recetas que llevan huevo? Hubo un momento en el que ya no sabía qué hacer, así que, investigando, averigüé que si mezclas harina de garbanzo con agua se obtiene un líquido de consistencia similar a la del huevo batido que te permite rebozar croquetas, hacer pasteles, incluso preparar tortilla de patatas. Te diría cantidades, pero la verdad es que siempre lo he hecho a ojo: añado agua a la harina hasta obtener una masa similar a un huevo batido.

PASTA Y PIZZA

MACARRONES CON TOMATE

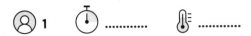

Yo no te voy a engañar, esta receta jamás sustituirá a unos buenos macarrones con tomate, cocidos en abundante agua con sal, con su tomatito casero y gratinados al horno (o en la airfryer). Pero me parece una receta muy práctica para preparar de forma rápida un plato de pasta que te puedes llevar al trabajo o donde quieras, sin manchar absolutamente nada.

INGREDIENTES

60 g de macarrones o pasta corta	agua
3 cucharadas de tomate frito	especias al gusto
	queso rallado al gusto

1. Para empezar, necesitas un túper de cristal refractario cuadrado o rectangular que quepa en la cesta de la freidora de aire. Coloca los macarrones dentro.
2. Añade 3 o 4 cucharadas de tomate frito y agua hasta tapar la pasta.
3. Espolvorea tus especias preferidas al gusto; yo no puedo vivir sin orégano.
4. Precalienta la airfryer 5 minutos a 200 °C.
5. Coloca el recipiente con los macarrones y programa 10 minutos a 200 °C. Remueve a la mitad del tiempo. Al terminar, todo el líquido debería haberse evaporado, si no, déjalo un poco más.
6. Añade queso rallado y vuelve a programar otros 4 minutos a 200 °C para que gratine.

PASTA Y PIZZA

TRUCO

Puedes utilizar papel de aluminio para sacar y meter recipientes sin asas en la freidora de aire. Corta un trozo largo y pliégalo sobre sí mismo hasta tener una tira. Colócalo bajo el recipiente, dejando las tiras en los laterales, de forma que puedas agarrar de ellas para sacarlo. Asegúrate de que no toca ni roza la resistencia. Como el papel de aluminio coge poco calor, no te quemarás al tocarlo.

ÑOQUIS

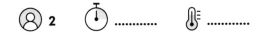

¡Me encantan los ñoquis! Los comía poco, pensando que engordaban mucho más que la pasta, pero un día me di cuenta de que es justo lo contrario: tienen menos calorías al estar hechos con patata, que es menos calórica que la harina. Lo que sí es cierto es que llenan más. Si los preparas de la forma tradicional, en una olla con agua, en 3 minutos de cocción los tienes listos. Sin embargo, si no te apetece manchar, los puedes preparar en la airfryer. Quedan menos viscosos, algo crujientes (ya que la freidora de aire los seca un poco por fuera) y muy suaves por dentro.

INGREDIENTES

---

300 g de ñoquis

---

1. Precalienta la freidora de aire 5 minutos a 200 °C.
2. Introduce los ñoquis en la cesta (ponlos en un molde de silicona o de cristal para no manchar) y cocina 10 minutos a 180 °C.
3. Sirve con tu salsa favorita. A mí me gustan mucho con tomate y pesto.

TRUCO

¿Te has fijado en que los coladores tienen un pequeño agujero en uno de sus extremos? Sirve para que lo puedas sujetar y no se te resbale al utilizarlo. Solo necesitas un tenedor, cuchillo o un palito de madera. Introduce en la hendidura y apóyalo en la olla, vaso, plato o donde necesites, y vas a ver que así no se te resbala.

BITS CASEROS CON PESTO

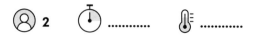

Seguro que son uno de tus aperitivos favoritos, y si no los conoces, pregúntales a tus hijos, a tus sobrinos o a tus nietos. Ese sabor que engancha, ¡cómo crujen! Pero tú y yo sabemos que muy saludables no son, así que te traigo esta versión que vas a querer preparar una y otra vez.

INGREDIENTES

100 g de fusilli (pasta en espiral)   2 cucharadas de pesto
sal

1. Cuece la pasta en agua con un poco de sal hasta que quede un punto menos que al dente. Es decir, si el fabricante te dice en la caja que en 11 minutos está lista, sácala a los 9.
2. Mezcla la pasta con el pesto.
3. Precalienta la freidora 5 minutos a 200 °C.
4. Mete la pasta en la airfryer 10 minutos a 200 °C. A mitad de cocinado, abre la cesta y agita para que se dore de forma uniforme.

SABICONSEJO

Si no te quieres complicar, hazlo con pesto de bote, pero, si deseas disfrutar de la experiencia gourmet, te dejo la receta del pesto casero. Créeme, marcará la diferencia.

PESTO

INGREDIENTES

un puñado de albahaca fresca
50 g de parmesano rallado
2 cucharadas de piñones (puedes hacerlo también con una de anacardos o incluso con pistachos)
2 dientes de ajo
120 ml de AOVE

1. Bate la albahaca con el aceite de oliva, los frutos secos y el ajo hasta obtener una crema.
2. Incorpora el queso rallado y remueve. Si lo quieres más cremoso (para salsa de pasta), añade una o dos cucharadas del agua de la cocción de la pasta.

LASAÑA

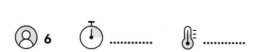

Esta es la receta de la lasaña de mi madre. Lleva haciéndola toda la vida. A mí y a todos los miembros de mi familia, porque la hace en cantidades industriales. Cuando me fui a estudiar a Salamanca, era también uno de mis platos estrella. A pesar de que el relleno se hace en sartén, la lasaña se puede cocinar perfectamente en la freidora de aire.

INGREDIENTES

- 500 g de carne picada de ternera
- 400 g de tomate triturado
- 1 cebolla mediana
- 2 zanahorias
- 1 pimiento rojo pequeño
- 2 dientes de ajo
- 5 champiñones
- 1 cucharadita de orégano
- sal y pimienta al gusto
- queso bechamel
- placas lasaña «directas al horno»
- un chorrito de aceite

Para la bechamel
- 3 cucharadas de AOVE
- 3 cucharadas de harina
- 500 ml de leche
- sal y pimienta al gusto
- una pizca de nuez moscada

1. Pica las verduras muy finitas.
2. En una sartén, con un chorrito de aceite, pocha la cebolla y el ajo.
3. Añade después las zanahorias, el pimiento y los champiñones. Cuando todas las verduras estén blanditas, incorpora el tomate triturado, salpimienta al gusto y añade una cucharadita de orégano.
4. Agrega la carne picada y deja a fuego medio unos 20 minutos hasta que se cocine por completo y te quede una salsa espesa.

5. Pasa a un recipiente y deja enfriar.

Bechamel
1. Pon 3 cucharadas de aceite en la sartén y, cuando esté caliente, añade la harina. Remueve hasta que se integren los dos ingredientes y deja un ratito para que se cocine la harina.
2. Calienta en el microondas la leche para no echarla fría. Luego incorpórala a chorrito sobre la harina. No dejes de remover. Se va a ir formando una pasta, al principio más espesa y luego más ligera. Añade una pizca de sal, pimienta y nuez moscada. Deja a fuego medio/bajo hasta que tengas el espesor deseado.

> **TRUCO**
>
> Si cuando empiezas a añadir la leche ves que se te forman grumos de harina que son imposibles de disolver, pasa la mezcla al vaso de la batidora, tritura hasta deshacer los grumos y vuelve a poner en la sartén, siguiendo todo el proceso anterior.

Montaje
1. En mi casa se utilizan placas de lasaña de las que se cocinan directamente en el horno, sin pasar por la olla. Yo te las recomiendo porque son más cómodas, aunque podrías utilizar las normales, cociéndolas durante los minutos que marque el fabricante.
2. Monta la lasaña en el recipiente que vayas a poner en la airfryer (con estas cantidades te da para varias raciones, así que yo te recomiendo, si sois pocos en casa, que hagas varios túpe-

res, los cocines todos y congeles los que no vayas a consumir). Pon una capa de pasta, otra de carne, otra de pasta, otra de carne, otra de pasta…, así hasta llegar hasta arriba. Cubre con bechamel y queso rallado.
3. Precalienta la airfryer 5 minutos a 200 °C.
4. Introduce el recipiente con la lasaña (acuérdate del truco del papel de aluminio que te he dado en la receta de los macarrones, en la página 206) y cocina 15 minutos a 180 °C. ¡Espero que la disfrutéis tanto como en mi casa!

MASA PARA PIZZA

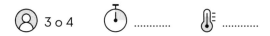

3 o 4

En la pandemia me dio por hacer masas. Es curioso que no me diera por las redes sociales, porque quizá habría triunfado mucho más, nunca lo sabremos. Lo que sí es cierto es que, como media España, compré toda la levadura que vi en el supermercado y me puse a hacer pan, pizza, bollos... Como no tenía ni idea de por dónde empezar, comencé a consumir todo tipo de canales en YouTube que hablaban de cómo hacer masa madre y conseguir el fermentado perfecto. Lo de dar de comer a la harina para dar vida al minimundo de Lisa panadero (quizá esta referencia a *Los Simpson* solo la entendemos los millennials) lo intenté sin éxito. Después he grabado reportajes con muchos panaderos que han tratado de enseñarme cómo hacerla, pero la verdad es que siempre he fracasado, así que mis masas van a ser con levadura de panadero. Por otro lado, creo que así son mucho más afines al público de este libro.

Esta pizza la habré hecho dos millones de veces. En ocasiones hago la fermentación en el día, otras veces la dejo primero a temperatura ambiente y después en la nevera, 24 horas, 72 horas... El caso es que te voy a dar el paso a paso de lo que hice ayer para refrescar la receta para el libro porque me quedó sensacional.

INGREDIENTES (3-4 pizzas tamaño airfryer)

400 g de harina normal	7 g de levadura fresca o 3 g
250 ml de agua	de levadura seca de panadero
	10 g de sal

1. Disuelve la levadura en el agua (mejor si está templada).
2. Haz un volcán con la harina, echa la sal e incorpora poco a poco el agua. Ve amasando hasta tener una masa elástica. Si

PASTA Y PIZZA 213

tienes amasadora, no lo dudes, que haga ella el trabajo. Si, como a mí, hacer masas te relaja, date el gusto de hacerlo a mano. Un muy buen truco que aprendí viendo vídeos en internet es que las masas necesitan reposar y que, si las vas dejando, ellas solas se amasan. ¿Cómo lo tienes que hacer entonces? Mezcla con la mano todos los ingredientes y cuando empiece todo a coger forma de masa, pero todavía esté muy poco amasado, tapa con un trapo limpio y deja reposar 10 minutos. Al volver vas a ver que por arte de magia ha avanzado mucho el amasado.

3. Dale unos pliegues sobre la mesa y repite la operación una o dos veces más. Cuando tengas una masa homogénea, haz una bolita. Ponla en un bol grande (piensa que tiene que crecer), cubre con papel film y deja que fermente 30 minutos.
4. Divide la masa en tres o cuatro bolitas, ponlas en recipientes con semolina para que no se peguen y llévatelas a la nevera unas 24 horas.
5. Una hora antes de preparar tus pizzas, sácalas para que fermenten a temperatura ambiente.
6. Ya puedes preparar tus pizzas.
7. Precalienta la máquina 5 minutos a 200 °C.
8. La masa es superelástica, así que, a poco que hagas presión con las manos, se va a formar la circunferencia. Calcula el tamaño para que quepa en tu freidora de aire.
9. Prepara tus ingredientes favoritos para pizza: salsa de tomate, orégano, beicon, pepperoni, mozzarella, verduras, lo que quieras.
10. Saca la cesta y coloca con cuidado la pizza (es la parte más complicada porque se te puede romper).
11. Cocina 7 minutos a 180 °C.

EL TRUCO DE LA PIZZA EN BOLSA

Si eres un purista de las masas, deja de leer porque te puede dar un ictus. Aunque si hacer la pizza en la freidora de aire te parece buena idea, lo mismo este truco también te interesa. La primera vez que fui a cenar a casa del que actualmente es mi marido (conocido en redes sociales como AyudanThor) me hizo pizza amasada en bolsa. No le juzgues, el chaval tenía veintitrés años y bastante me parece que hiciera pizza casera en vez de pedir un Telepi (lo que se hace para ligar).

En aquel momento, ni bolsas de congelados ni nada. Él cogía una bolsa del supermercado (me dice que la lavaba, aunque lo dudo mucho), introducía los ingredientes y amasaba apretando la bolsa desde fuera. Catorce años más tarde me recordó la técnica y la probé, ya sí con una bolsa especial para alimentación. La verdad es que me gustó, porque te permite iniciar el amasado sin manchar nada la cocina. Cuando la masa empieza a estar consistente, la echas a la mesa y terminas de hacer la bola. ¿Te atreves a probar?

VOLCÁN DE MOZZARELLA

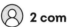 **2 comensales por volcán**   ....

Esta es una manera diferente y original de comer pizza. Bueno, en realidad no, porque no es pizza. Tampoco es una *calzone* (aunque se parece). Tú prepárala, confía en el proceso, que vas a ver qué delicia. Te la recomiendo cuando tienes invitados en casa, sobre todo en cenas informales.

INGREDIENTES

1 base de pizza redonda
tomate frito (mejor casero) al gusto
4 lonchas de beicon
1 bola de mozzarella (con burrata quedará el corte más cremoso)
orégano al gusto

Para presentar
una bolsa de brotes verdes
tomates cherry al gusto
sal al gusto
un chorrito de AOVE
crema balsámica de Módena al gusto

1. Todo empieza como si fueras a preparar una pizza. Extiende la masa, cubre con tomate frito y espolvorea orégano.
2. Coloca las 4 lonchas de beicon en la parte central, una al lado de la otra, sin que se monten, y pon la bola de mozzarella o burrata en el centro.
3. Ahora, pliega los bordes de la masa de fuera hacia dentro, de forma que todos se unan en la parte central. Te tiene que quedar una especie de saquito.
4. Precalienta la máquina 5 minutos a 200 °C.
5. Introduce el volcán, con los pliegues hacia arriba, y programa 10 o 15 minutos a 190 °C. Te recomiendo que en los últimos 3 o 4 minutos le des la vuelta para que se haga bien por abajo.

6. Sirve en un plato sobre una camita de brotes verdes y tomates cherry, aliñados con aceite, sal y un poco de balsámico de Módena. Corta por la mitad y vas a entender por qué lo he llamado volcán.

TRUCO

¿Has comprado una bolsa de brotes verdes y no la vas a consumir entera al momento? A mí lo que me pasaba la mayor parte de las veces es que se me ponían pochos enseguida. Poca gracia, porque suele ser un producto bastante caro. Para que te dure mucho más tiempo el truco es introducir un par de hojas de papel de cocina absorbente (una por delante y otra por detrás), así vas a lograr reducir la humedad y los brotes se van a mantener frescos unos cuantos días más.

HOJALDRE

PALMERITAS SALADAS

6 comensales | 16-18 palmeritas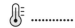

Fue mi primer vídeo viral en TikTok: «Palmeritas de pavo, beicon y queso». Lo subí el 11 de noviembre de 2020, solo llevaba once días creando contenido, con doce vídeos en mi perfil. Imagínate la cara que se me quedó cuando se empezó a viralizar. Lejos de darme mala suerte, ese vídeo número 13 llegó a más de 1,6 millones de personas. Así que, como podrás suponer, es una receta a la que tengo mucho cariño porque, digamos, casi casi fue el inicio de todo. El caso es que nunca se me había ocurrido hacerlas en la freidora de aire y puedo asegurarte que merece la pena y mucho. Los tiempos se reducen una barbaridad y quedan igual de bien que en el horno.

INGREDIENTES

una plancha de hojaldre rectangular
4 o 6 lonchas de pavo o jamón de York en lonchas
4 o 6 lonchas de queso tipo gouda o havarti
15-20 lonchas de beicon
1 huevo

1. Extiende la plancha de hojaldre y pon una primera capa de queso (no utilices quesos tipo sabanita, porque con el calor se deshace por completo y va a quedar en la cesta de la freidora de aire y no en tus palmeritas). Cubre el queso con una capa de pavo o jamón de York y con otra de beicon.
2. ¿Cómo damos forma a las palmeritas? Tienes que enrollar con cuidado los dos extremos hasta llegar al centro. Intenta hacerlo a la vez, ayudándote del papel vegetal con el que viene la masa. Te va a quedar un churro con dos ojos y una sonrisa

(sí, tengo mucha imaginación). Métela en la nevera o en el congelador unos minutos para que te resulte más fácil cortar las palmeritas, que serán de un dedo de grosor aproximadamente.
3. Precalienta la airfryer 5 minutos a 200 °C.
4. Bate el huevo y pinta cada palmerita.
5. Introduce las palmeras en la cesta y cocina entre 8 y 10 minutos a 195 °C. Si te gustan blanquitas, no las dejes más de 8 minutos. Acuérdate de dar la vuelta cuando lleven unos 6 minutos para garantizar que se hacen por todas las caras.

TRUCO

Humedece el cuchillo con agua para que se deslice mejor y no se te rompa la palmerita al cortarla.

PALMERITAS CON SABOR A PIZZA

El hojaldre es un alimento que pega con todo, así que esta receta la puedes hacer con cualquier relleno, pero si pruebas la versión pizza, ya nunca más vas a querer las palmeritas de otra manera. Tienes que seguir exactamente los mismos pasos, pero añadiendo una primera capa de tomate frito y orégano en la masa. Después, cubre con los ingredientes que más te gusten (aquí el pepperoni iría fenomenal). Pinta con huevo batido. Precalienta la máquina 5 minutos a 200 °C y cocina otros 8 o 10 minutos a 195 °C. Saben a pizza y quedan superjugosas.

PALMERITAS DULCES

👤 6 comensales | 16-18 palmeritas   ⏱ ....   🌡 ....

Si eres de esas personas que no se pueden resistir ante una bandeja de palmeritas dulces, tienes que probar a hacerlas en casa con la freidora de aire. Yo siempre las había hecho en el horno, y la diferencia que he notado es que en la airfryer se inflan un poquito más, pero quedan perfectas y se terminan en muchísimo menos tiempo.

INGREDIENTES

1 plancha rectangular de hojaldre
azúcar al gusto
1 huevo batido
1 tableta de chocolate blanco

1 tableta de chocolate negro 85 % de cacao
1 cucharadita de aceite de coco

1. El proceso es tan sencillo como espolvorear azúcar al gusto sobre la plancha de hojaldre y enrollar desde los extremos hasta el centro. Métela en la nevera o en el congelador unos minutos para facilitar el corte.
2. Haz tiras de un dedo de grosor (o menos) y aplasta las palmeritas con cuidado por las orejas, para que queden finitas y uniformes. Cuanto más las aplastes, menos se inflarán después.
3. Precalienta la máquina 5 minutos a 200 °C.
4. Píntalas con huevo batido.
5. Introduce las palmeritas y cocina 6-8 minutos a 195 °C. Da la vuelta a los 5 minutos para que se doren por las dos caras por igual.

Si te gustan de chocolate...

1. Derrite chocolate blanco o negro. Puedes hacerlo al baño maría o en el microondas, a golpes de 30 segundos para evitar que se queme, o en la airfryer (sigue los pasos de la página 18).
2. Si fuéramos maestros pasteleros, tendríamos que atemperar el chocolate, en una mesa de mármol, para conseguir un producto brillante y crujiente. El truco rápido es añadir al chocolate fundido una cucharadita de aceite de coco. Obviamente no es lo mismo, pero gracias al aceite de coco el chocolate endurecerá rápidamente y quedará brillante.
3. Baña las palmeritas y deja enfriar en la nevera hasta que solidifiquen.

VERSIÓN PARA LAMINEROS

Permíteme que utilice esta palabra aragonesa para titular la versión 2.0 de la receta; por más años que lleve viviendo en Madrid, soy maña hasta la médula. «Sabina, ¿qué narices es laminero?». Según la RAE: «Dícese de la persona que hace láminas o que guarnece relicarios metálicos». Aquí estamos haciendo palmeritas y no láminas..., aunque el hojaldre tiene láminas... ¡Nada que ver! Laminero se define también como: «Abeja suelta que se adelanta a las demás al olor del pasto que le agrada». ¡Aquí está la clave, maña! Vamos, que lamineras son esas personas a las que les gusta el dulce más que nada en el mundo. O séase: **golosas**.

No me enrollo más, así que, si eres laminero, haz esto:

1. Prepara las palmeritas siguiendo los pasos del apartado anterior, pero no las pintes con huevo.
2. Haz un almíbar y baña las palmeritas.
3. Cuando se sequen, báñalas en chocolate derretido. Coloca sobre papel vegetal y deja enfriar unos minutos en la nevera.

INGREDIENTES PARA EL ALMÍBAR

150 g de azúcar   200 ml de agua   50 g de miel

Pon todos los ingredientes del almíbar a fuego medio alto y remueve hasta que espese un poco (pero no demasiado).

CRUASANES

4 comensales | 8 unidades

Con hojaldre también puedes hacer cruasanes, dulces o salados. Prepáralos para el próximo cumpleaños o celebración; te vas a ahorrar una pasta en la pastelería.

INGREDIENTES

1 plancha de hojaldre (redonda o rectangular)	azúcar 1 huevo batido

1. Puedes utilizar una plancha rectangular y una redonda. En el primer caso, extiende la masa y haz cortes de arriba abajo formando triángulos isósceles. En el segundo, divide el círculo en cuatro, después los cuartos en octavos, y así tendrás ocho triángulos isósceles.
2. Espolvorea la plancha con azúcar (opcional).
3. A cada triángulo, hazle dos pequeños cortecitos en la base, uno a cada lado, a un dedo del final (para separar lo que serán los cuernos del bollo), y empieza a enrollar desde la base hasta la punta. Coloca los cuernos con estilo y lo tienes.
4. Precalienta la freidora de aire 5 minutos a 200 °C.
5. Pinta los cruasanes con huevo batido. Métstelos en la cesta y programa 12 minutos a 190 °C.

MANOLITOS CASEROS

Si preparas los cruasanes siguiendo los pasos de la receta anterior, pero sin pintar con huevo, haces el almíbar de la página 225 y bañas cada pieza, tienes manolitos caseros. Te juro que saben prácticamente igual. Báñalos en chocolate blanco o negro fundido para hacer un mix variado. Puedes incluso hacerlos de sabores, espolvoreando migas de galletas Lotus, Oreo, pistachos, avellanas, por ejemplo, sobre el chocolate antes de que solidifique.

HOJALDRE INVERTIDO

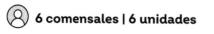 6 comensales | 6 unidades   ....

Si quieres darles la vuelta a las recetas con hojaldre, hazlo, literalmente. Este pastelito se cocina al revés. Puedes hacerlo con los rellenos que se te ocurran. A mí el contraste agridulce me encanta, así que te dejo este de pera, gorgonzola y miel.

INGREDIENTES

1 plancha cuadrada de hojaldre	1 nuez por pastelito
2 peras	miel al gusto
1 cuña de queso gorgonzola en tacos	1 huevo
	AOVE en espray

1. Corta el hojaldre en rectángulos. Calcula cuántos te van a caber en la freidora de aire (2 o 4).
2. En un papel vegetal del tamaño de la cesta echa un poco de aceite de oliva en espray para evitar que se pegue.
3. Corta la pera en rodajas y coloca dos o tres rodajas sobre el papel.
4. Añade unos tacos de queso gorgonzola y una nuez. Cubre todo con un rectángulo de hojaldre y pinta con huevo batido.
5. Precalienta la airfryer 5 minutos a 200 °C.
6. Introduce los pastelitos en la cesta y cocina durante 5 minutos a 195 °C.
7. Sácalos, dales la vuelta y añade unos hilitos de miel. Cómetelos templaditos, que están mucho mejor.

TRUCO PARA LAS MASAS

Si necesitas trasladar una masa de una mesa a otra sin que se te rompa, utiliza un rodillo. Enrolla la masa con cuidado, llévala donde quieras y desenrolla en la nueva superficie. Así evitas el riesgo de que se te rompa por el camino. Este truco vale para cualquier tipo de masa fina. Para pizzas, sobre todo las caseras, es un básico.

PERRITOS CALIENTES HOJALDRADOS

6 comensales | 6 unidades

Esta es una receta facilísima para triunfar, sobre todo con los más pequeños.

INGREDIENTES

1 plancha cuadrada de hojaldre	6 lonchas de queso
6 salchichas Frankfurt	1 huevo

1. Estos perritos son tan sencillos como cortar rectángulos del mismo largo que las salchichas, pon una loncha de queso encima de la salchicha y enrolla dejando la salchicha totalmente cubierta.
2. Precalienta la máquina 5 minutos a 200 °C.
3. Pinta con huevo batido.
4. Coloca en la cesta y cocina 12 o 15 minutos a 190 °C. Da la vuelta a mitad de cocinado para que se dore por las dos caras.

VERSIÓN HALLOWEEN

Prepara unos aperitivos monstruosos con estas salchichas momia. Corta tiras del hojaldre de un dedo de grosor y enrolla sobre la salchicha, de forma desordenada, como si estuvieras envolviendo una momia. Pinta con huevo batido y cocina 12 o 15 minutos a 190 °C (después de haber precalentado la airfryer 5 minutos a 200 °C). Sirve con kétchup. Puedes hacerles unos ojos con bolitas de queso y la pupila con una semilla de chía.

PICOTEO CON AMIGOS

WRAP DE JAMÓN Y QUESO

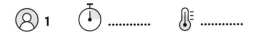

Empiezo por esta receta porque creo que es mi básico por excelencia. Lo preparo cuando no tengo nada más para comer, desayunar, merendar o cenar. Te juro que he podido pasar semanas comiéndolo una vez al día. Es mi comodín cuando me pilla el toro (que suele ser casi siempre). Es curioso, ¿verdad? La gente piensa que en casa comemos superbién y variado porque me dedico a generar contenido de cocina. Pero lo que pasa en realidad es que cuando cocino estoy trabajando y, cuando llega la hora de la verdad, estoy agotada o sin ganas de hacer nada, dejo lo que he hecho para la familia y termino comiéndome lo primero que pillo. El que nos dijo de pequeños «Cuando seas padre, comerás huevos» mentía. Cuando seas madre, comerás sobras y restos.

INGREDIENTES

1 tortillita de fajita o de burrito si la quieres más grande	2 lonchas de jamón de York o pavo 1 loncha de queso

1. Precalienta la máquina 5 minutos a 200 °C.
2. Mientras, prepara el wrap. Dispón el jamón y el queso y cierra. Ponle un poco de tomate y orégano si quieres que sepa a pizza. Para cerrar, dobla primero la tortillita arriba y abajo un poco y rueda desde un lateral para tener un cilindro completamente cerrado.
3. Programa 6 o 7 minutos a 190 °C para que queden bien tostadas y el queso fundido.

4. Este es mi básico, tú puedes añadir los ingredientes que quieras, como tortilla francesa, aguacate, queso crema, beicon, atún…

¿WRAP, FAJITA, BURRITO, TACO, QUESADILLA? ¡QUÉ LÍO!

La verdad es que yo soy la primera que a todo lo llamo de la misma manera: fajita. La única palabra que siempre he tenido clara es «taco», que se hacen con tortillitas de harina de maíz, son más pequeños y van doblados. El caso es que cada término se refiere a una receta y lo correcto sería decirlo de la siguiente manera: las fajitas son las más típicas de México, se elaboran con tortillitas de harina de trigo y se rellenan tiras de pollo y verduras. Los burritos son más típicos del norte de México y se rellenan de carne picada. Wrap hace referencia al verbo inglés *to wrap*, que significa envolver. Es decir, que wrap son todas las demás recetas que envolvemos con tortillita de fajitas. O sea, todo lo que yo normalmente llamo fajita. Por último, las quesadillas son las que van dobladas por la mitad, los rellenos pueden ser variados, pero el protagonista siempre es el queso.

WRAP DE AGUACATE Y ATÚN
(mi relleno favorito del mundo mundial)

👤 3

Esta es otra versión de comida recurrente en mi casa. Este relleno me encanta porque está delicioso, es saciante y completísimo a nivel nutricional, ya que tiene hidratos de carbono, proteínas y grasas saludables.

INGREDIENTES

3 tortillitas de fajita	2 latas de atún al natural
1 aguacate maduro	½ tomate
2 cucharadas de queso crema	¼ cebolla morada (opcional)
2 cucharadas de maíz	

1. Aplasta el aguacate con ayuda de un tenedor, mezcla con el queso crema y añade el resto de los ingredientes. El atún lo uso al natural para no añadir más grasas, pero puedes utilizar el que quieras, eso sí, siempre bien escurrido.
2. Pon bien de relleno en el centro de la tortillita y cierra primero los extremos de arriba y abajo, y luego haz que ruede por los laterales para tener un cilindro completamente sellado. Si te pasas de relleno, no podrás cerrar, y si echas poco, quedará muy vacío, así que calcula en función del tamaño de la tortilla.
3. Precalienta la airfryer 5 minutos a 200 °C.
4. Mete los wraps y programa 5 minutos a 190 °C. Si te gusta más tostada, ponlo un par de minutos más.

TRUCO PARA LOS AGUACATES

¿Sabes con certeza cuándo un aguacate está verde, maduro o pasado, o sueles tener dudas? En el supermercado ¿los compras al tuntún o con criterio? Con estos consejos nunca más vas a dudar.

Lo principal es que siempre te fijes primero en la dureza. Si al apretar está muy duro, todavía le falta. Si se hunde fácil a la presión, pero la piel está bien pegada y firme, está maduro. Sin embargo, si está despegada y se hunde demasiado, está pasado. Si quieres ir más allá, te tienes que fijar en el rabito o pedúnculo. Quítaselo. Si sale color verde, todavía le falta un poco, pero si es amarillo, está en su punto, y si lo ves negro, nos hemos pasado de maduración.

¿Cómo hacemos para acelerar el madurado? Quita el pedúnculo, esto acelerará el proceso. Mételo en una bolsa de papel o entre papel de periódico junto con unas manzanas, y en dos días lo tendrás listo. Si tienes muchísima prisa (esto la verdad es que no te lo recomiendo salvo en casos de urgencia), dale unos cortes en la piel y mételo a la airfryer unos 5 minutos a 170 °C. Verás que con el calor se ablanda y lo puedes consumir.

CONOS

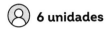 6 unidades ....

INGREDIENTES

Tortillita de fajitas

IDEA DE RELLENO

3 o 4 cucharadas de mayonesa	3 huevos duros	1 lata de maíz
1 aguacate	un puñado de tomates cherry	2 o 3 lonchas de salmón ahumado

1. Corta la tortillita por la mitad y enrolla formando un cono (más o menos ancho en su base, eso lo decides tú). Pincha con un palillo de dientes para que no se deshaga.
2. Precalienta la freidora de aire 5 minutos a 200 °C. Coloca los conos. Si te caben sin rozar con la resistencia, ponlos boca abajo para que no se deformen con el aire, si no, déjalos tumbados.
3. Cocina 6 minutos a 180 °C. Quita el palito y rellena.

RECETA MAYOCATE

1. Si vas a hacer la mayonesa casera, sigue los pasos de la página 183, que nunca se corta.
2. Tritura la mayonesa con un aguacate bien maduro, sal y un chorrito de limón. Por cada aguacate pon unos 150 o 200 g de mayonesa, aunque puedes calcular las cantidades a ojo (si lo quieres más verde claro u oscuro).
3. Trocea los huevos, pica los tomates en daditos, corta el salmón y mezcla con la mayocate. Rellena los conos y listo.

TOTOPOS

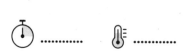

Es uno de esos snacks que si lo tengo en casa soy incapaz de dejar la bolsa tranquila hasta que se termina. Así que cuando descubrí que se pueden hacer caseros con las tortillitas de fajita, los hago yo. Son más saludables, tienen menos grasa y están muy ricos. Puedes servirlos solos, versión nachos con guacamole o como crackers para acompañar o poner encima de cualquier paté o queso untable.

INGREDIENTES

- 1 paquete de tortillitas de fajita o de tacos de maíz (de las pequeñas)
- 1 cucharadita de ajo en polvo
- 1 cucharadita de pimentón dulce o picante
- sal al gusto
- AOVE

1. Corta las tortillitas en cuatro y luego en ocho para obtener 8 triángulos de cada una.
2. En un vaso mezcla un buen chorrito de aceite de oliva con el ajo en polvo, el pimentón y sal al gusto. Con un pincel pinta todas las tortillitas por las dos caras.
3. Precalienta la máquina 2 o 3 minutos a 200 °C.
4. Introduce en la freidora los triángulos, con cuidado de que no se monten los unos con los otros. Cocina 4 minutos a 200 °C. Si te han quedado menos hechos por la cara de abajo, dales la vuelta y programa 1 minuto más a 200 °C. Si los quieres sin sabor, tuesta las tortillitas sin aceite.
5. Sirve con guacamole o prepara con ellos los nachos de la página 240.

RECETA DE GUACAMOLE CASERO

INGREDIENTES

2 aguacates maduros
1 tomate
½ cebolla morada

unas hojas de cilantro
un chorrito de lima o limón
sal al gusto

La clave de un buen guacamole es que el aguacate esté al punto y triturarlo en un mortero de piedra. Como no todos tenemos la piedra en casa, hazlo con ayuda de un tenedor, pero nunca con la batidora porque te quedará muy líquido. Añade el tomate y la cebolla cortados en trocitos muy pequeños, el cilantro (no te pases, que se come el sabor), la lima o limón para que no se oxide el aguacate y sal al gusto.

NACHOS RELLENOS

 4 comensales | 8 unidades   ....

INGREDIENTES

2 tortillitas de fajita	2 lonchas de queso	1 huevo
2 lonchas de jamón de York en lonchas	(el que más te guste)	pan rallado o panko para rebozar

1. Es tan sencillo como colocar el jamón de York y el queso sobre una tortillita de fajita, cubriéndola toda.
2. Tapa con la otra tortillita y ahora divide en cuartos, y estos, en octavos.
3. Pasa cada triangulito resultante por huevo y pan rallado o panko (queda más crujiente con este segundo).
4. Precalienta la máquina 5 minutos a 200 °C.
5. Coloca los triángulos y pulveriza con un poco de aceite en cada lado.
6. Programa 10 minutos a 190 °C y da la vuelta a los 8 minutos.
7. Sirve con guacamole para dipear (tienes la receta en la página 239).

¿UN ÁRBOL DE AGUACATE EN CASA?

Es posible si sabes cómo. Yo había hecho trescientos intentos de poner el hueso del aguacate con palitos a remojo en un vaso de agua y jamás lo había conseguido.

Si quieres transformar tu aguacate en una bonita planta, sigue estos pasos. Saca el hueso, limpia bien toda la fruta y déjalo secar encima de la mesa un par de días. Así, te va a resultar muy sencillo quitarle esa primera piel marrón que tiene. Ahora, moja una servilleta o papel absorbente con agua, envuelve el hueso, métalo en una bolsa de plástico y déjalo en un lugar cálido (si es invierno, cerca de un radiador es un buen sitio). En una o dos semanas empezará a germinar. Si ves que se seca el papel, vuelve a mojar y deja en la bolsa. Cuando la raíz sea lo suficientemente larga como para que toque el agua, corta el cuello de una botella, pon el hueso con la raíz en el cuello y métalo en un vaso pequeño con agua, de forma que la raíz toque el líquido, pero la parte de arriba del hueso no. Déjala en un lugar con luz. Por ahí, a los días empezará a brotar el tallo, y con él, las hojitas. Pasado un tiempo, lo puedes trasplantar a una maceta con tierra o dejarlo en agua, en un jarrón más grande. Yo tengo uno de agua que ya tiene tres años.

Quedan muy bonitos para decorar tu casa. Si los vas a dejar en el exterior, asegúrate de que vives en una zona con un clima cálido o cuando llegue el invierno no resistirá.

PIRULETAS DE PARMESANO

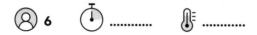

Esta es una receta muy pintona que puedes hacer para sorprender cuando tengas una cena especial. Yo las he puesto alguna vez en Navidad, y la verdad es que siempre triunfan.

INGREDIENTES

1 cuña de queso parmesano	palos de madera para brochetas

1. Ralla el queso parmesano.
2. En la cesta de la freidora de aire coloca papel vegetal y los palos de brocheta, dejando espacio para las piruletas. Suelen caber unas tres a la vez. Si el palo es demasiado largo, córtalo.
3. Pon el queso rallado sobre el final del palo y haz la forma de la piruleta. La clave es encontrar la cantidad perfecta para que no quede demasiado blando (si pones demasiado) o con poca forma (si pones poco).
4. Esta vez no vamos a precalentar la freidora porque queremos que el queso se funda y tueste. De este modo gastamos algo menos de energía, y, si es necesario, lo ponemos 1 o 2 minutos más una vez que termine.
5. Programa 5 minutos a 195 °C.
6. Antes de despegar, deja que enfríe para que el queso endurezca y no se destroce al despegarlo.

BONUS TRACK
HELADO DE PARMESANO

Puedes hacer este crujiente de queso sin el palito para decorar otro tipo de recetas, por ejemplo, helado de parmesano. ¿Eso existe? Sí, y está delicioso, te lo prometo. Lo grabé en plena pandemia con Antonio Resines en una heladería italiana de la zona de Ríos Rosas, en Madrid. Me gustó tantísimo que al llegar a casa pedí a Leticia de @heladoartesanal que me ayudara a sacar la receta exacta. Estas fueron las cantidades que me dio para medio litro de helado:

INGREDIENTES

100 ml de leche entera
100 g de parmesano
50 g de queso ricotta

170 g de azúcar
200 ml de nata para montar

1. Monta la nata con el azúcar, mezcla la leche con el parmesano y el ricotta y bate con la batidora.
2. Añade poco a poco la nata para que no se baje.
3. Pon en un recipiente y mete en el congelador. Ve sacando cada 30 minutos para remover y que no cristalice. A las 2-3 horas debería estar hecho. Te aconsejo que siempre que hagas helado casero lo sirvas horas después de congelar para que la textura sea como de heladería. Si lo guardas y se queda demasiado duro, el truco es dejar que descongele un poco y pasar por una procesadora potente, para que vuelva a coger consistencia cremosa.

QUESO CREMOSO PARA DIPEAR

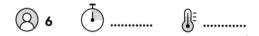

Si vienen amigos a casa, no te olvides de comprar un queso cremoso tipo camembert o brie para hacer este entrante. Si sois varios, pilla dos porque lo van a arrasar.

INGREDIENTES

1 queso cremoso tipo brie o camembert	cayena
1 cucharada de miel	pistachos o nueces al gusto
pimienta	grosellas rojas al gusto
	AOVE en espray

1. Coloca el queso en un recipiente apto para la freidora de aire. Yo lo hago en un túper cuadrado de cristal. Hazle unos cortes en la corteza, horizontales y verticales, formando unos cuadraditos o rombos. Pulveriza un poco de aceite sobre el queso y añade pimienta al gusto, cayena en polvo al gusto, si te gusta picante, y la miel.
2. Precalienta la máquina 3 minutos a 180 °C.
3. Mete el recipiente con el queso y cocina durante 12 minutos a 160 °C. Una vez hecho añade pistachos o nueces picadas y unas grosellas.
4. Sirve con picos o regañás para dipear sin parar.

TRUCO

Cada vez que vas a echar una cucharada de miel a una receta ¿se queda más de la mitad de la miel pegada en la cuchara? Añade una gotita de aceite de oliva en la cuchara antes de coger la miel. Al ser un elemento graso, la miel va a resbalar rápidamente, con lo que caerá toda y el cubierto quedará impoluto.

SAQUITOS DE BEICON Y QUESO

6 u 8 comensales | 16 unidades

Con la masa de empanadillas puedes hacer unos saquitos monísimos, perfectos para la hora del aperitivo. Te dejo esta idea de relleno, que a mí me encanta, pero puedes poner lo que más te guste, igual que con las empanadillas.

INGREDIENTES

- 1 paquete de empanadillas
- 150 g de beicon en tiras
- 1 rulo de queso de cabra o queso gorgonzola en dados
- ¼ de nuez por saquito
- 1 chorrito de miel por saquito
- 1 huevo

1. En el centro de cada placa de masa para empanadillas coloca unas tiras de beicon, un dadito de queso de cabra (con queso gorgonzola también queda fenomenal) y un cuarto de nuez. Añade un chorrito de miel y cierra de fuera hacia dentro alrededor de todo el círculo, como si estuvieras haciendo un saco. La clave está en no pasarse con el relleno para que quede bien cerrado, pero tampoco quedarse corto. Calcula con la primera y así ya tienes la referencia para las demás.
2. Precalienta la freidora de aire 5 minutos a 200 °C.
3. Pinta los saquitos con un poco de huevo batido.
4. Ponlos en la cesta y cocina 5 minutos a 195 °C.
5. Sirve con más miel por encima.

¿Sabías que...?

La miel no caduca nunca. El año pasado encontré un tarro de cristal de Nescafé, de los antiguos antiguos, lleno de una miel oscurísima que mi tío se estaba tomando para desayunar. Resulta que era miel de las colmenas de mi abuelo, extraída probablemente en los años setenta u ochenta. Vamos, que tenía más años que yo. Dije: «¿Cómo os coméis esto? ¡Os vais a morir!». Como buena periodista que soy, me puse a investigar, y resulta que la miel es uno de esos alimentos que no caduca nunca. Ojo, solamente si es miel pura, sin ningún otro aditivo. Con el paso del tiempo pierde propiedades, puede cambiar de color, de textura, incluso de sabor, pero, si se conserva en un recipiente hermético, puede durar toda la vida. Y esto no es una exageración, ya que en las pirámides de Egipto se encontraron tarros de miel con más de tres mil años de antigüedad. Esto es debido a que es un producto en el que las bacterias no pueden proliferar porque casi no tiene agua y además su pH es ácido. Encima, es alto en azúcares, y ya sabemos que el azúcar es uno de los principales conservantes de los alimentos porque, de nuevo, impide el desarrollo de cualquier microorganismo. Así que, si te encuentras un tarro de miel de hace muchos años, no lo tires, que seguro que está bueno. Reconozco que la de los tres mil años no sé si me atrevería a probarla, pero la de mi abuelo la comí y estaba espectacular. ¡Gracias, yayo!

BOLITAS DE MOZZARELLA

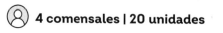 4 comensales | 20 unidades   ....

Este es un crujiente bocadito que fue viral hace por lo menos tres temporadas, cuando yo empezaba a crecer en redes sociales. Lo probé y me encantó, pero es cierto que hasta ahora que estoy escribiendo estas páginas no me había vuelto a acordar y creo que es una idea muy original que merece formar parte de este básico de la airfryer. Sirve a tus colegas y siéntate a la mesa con ellos si no quieres quedarte sin ninguna.

INGREDIENTES

1 paquete de bolitas de mozzarella fresca
orégano al gusto
ajo en polvo al gusto
harina para rebozar

1 huevo
pan rallado o panko para rebozar
AOVE en espray
mermelada de tomate al gusto

1. Escurre bien las bolitas de queso y sécalas con papel absorbente.
2. Pásalas por harina, huevo batido y pan rallado o panko. Para darle un toque más especial, añade orégano o ajo en polvo al pan rallado. El rebozado es crucial para que no se salga el queso, así que, si ves que no está bien cubierto, da una segunda capa de huevo y pan rallado.
3. Precalienta la freidora de aire 5 minutos a 200 °C.
4. Coloca las bolitas en la cesta, pulveriza con un poco de aceite y cocina 6 u 8 minutos a 180 °C. A los cuatro minutos da la vuelta para que se doren por igual.
5. Sirve con un poco de mermelada de tomate.

**TRUCO PARA
EL QUESO 1**

Los quesos frescos que vienen conservados en líquido, como la mozzarella o el queso de Burgos, deberíamos guardarlos siempre en sus recipientes originales, sin desechar el líquido. En el caso de las bolas grandes de mozzarella, si solo vas a utilizar la mitad, como vienen en bolsa, puedes introducir la otra mitad y cerrar con una pinza, o pasar el líquido a un vaso con el queso.

TEQUEÑOS

5 comensales | 10 unidades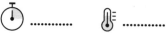

Esta comida de origen venezolano quizá sea una de las favoritas de mi marido, el AyudanThor. Los compra congelados y es capaz de comerse la caja entera si no le frenas. No te imaginas la alegría el día que los hice caseros en la freidora de aire. Si tienes visita, no dudes en prepararlos porque les van a encantar.

INGREDIENTES

1 masa cuadrada de pizza	300 g de queso blanco semiduro	1 huevo

1. La clave a la hora de preparar los tequeños es elegir bien el queso. Si pones un queso de los que se funde por completo, no te van a salir bien, porque el líquido se va a desparramar. En Venezuela los hacen con queso llanero, un queso fresco semiduro, de textura similar a la del queso feta. En el supermercado he encontrado queso latino y creo que es muy similar al llanero. Lo importante es que no se funda por completo, que quede chicloso con el calor.
2. La masa podría ser casera porque obviamente los tequeños originales no se hacen con base de pizza, pero quiero darte una receta rápida para que no te compliques en la cocina.
3. Corta el queso en tacos del tamaño de un dedo.
4. Extiende la masa de pizza y corta tiras de unos dos dedos de grosor.
5. Envuelve el queso con la masa, como si fuera una momia, asegurándote de que no quedan huecos por los que luego

se pueda escapar el queso, así que monta unas capas sobre otras.

6. Cuando los tengas, precalienta la freidora de aire 5 minutos a 200 °C.
7. Coloca los tequeños en la cesta y pinta con huevo batido.
8. Cocina 6 minutos a 190 °C.
9. Sirve con tu salsa favorita. Te propongo guacamole, salsa barbacoa o mayocate (consulta la receta en la página 237).

TRUCO PARA EL QUESO 2

¿Sabes dónde guardar los quesos en la nevera? Son alimentos a los que se les pega rápidamente el sabor de otros productos más fuertes, así que evita dejarlos cerca. Lo ideal sería que tuvieras una caja de cristal o plástico donde meterlos, aislados del resto. Salvo los quesos frescos, que deberían ir en las baldas de arriba del frigorífico (con los yogures), los puedes meter en la parte media/baja.

SNACK DE GARBANZOS

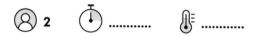

Este snack saludable te puede salvar en momentos de ansiedad o cuando tengas visitas inesperadas y no tengas nada para ofrecerles.

INGREDIENTES

½ bote de garbanzos o alubias ya cocidos
un buen chorrito de AOVE
1 cucharadita de ajo en polvo
1 cucharadita de cebolla en polvo

1 cucharadita de comino
1 cucharadita de pimentón
1 cucharadita de orégano
sal al gusto

1. Primero lava las legumbres y sécalas con papel absorbente. Esto es clave, porque si están mojadas van a explotar como si fueran palomitas en el interior de la freidora de aire.
2. Riégalas con un buen chorrito de AOVE, remueve y añade las especias que más te gusten. En la lista de ingredientes te dejo las mías.
3. Precalienta la freidora 5 minutos a 200 °C.
4. Cocina en la airfryer 10 o 15 minutos a 200 °C. Cuando veas que están crujientes, los tienes. Si saltan, tendrás que limpiar bien la resistencia antes del siguiente uso.

VERSIÓN 2.0

Prueba a hacer lo mismo con alubias de bote.

¿QUÉ ES LA AQUAFABA?

Su nombre lo dice: es el agua de cocer las fabas (legumbres). Si toda la vida te has deshecho de ella al terminar la cocción, que sepas que has desperdiciado un montón de recetas. Es un sustituto perfecto del huevo, ideal para veganos o alérgicos a este alimento, ya que tiene propiedades aglutinantes, espesantes y emulgentes. Si la bates como si fuera la clara del huevo, obtendrás merengue. También puedes hacer bizcochos o tortillas. La regla: 3 cucharadas de aquafaba equivalen a un huevo. ¿Te atreves a probar?

EMPANADA DE ATÚN

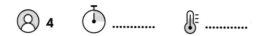

Es un clásico que siempre triunfa. Para reuniones con amigos, excursiones, meriendas, cenas, aperitivos y si te apuras hasta para el desayuno, creo que una buena empanada de atún apetece a cualquier hora. Te dejo la receta de mi abuela, que, además de porque le tengo mucho cariño, está deliciosa.

INGREDIENTES

2 planchas de masa de empanada	una pizca de sal
4 pimientos verdes	5 pimientos del piquillo
1 cebolla	3 latas pequeñas de atún
AOVE al gusto	200 ml de tomate frito
	1 huevo

1. Pica la cebolla muy finita y corta los pimientos a cuadritos.
2. Puedes freírlos en la sartén hasta que estén muy pochados, con un poco de sal, o hacerlos en la freidora de aire. Para esta segunda opción, precalienta la freidora de aire 5 minutos a 170 °C. En un recipiente de vidrio refractario coloca la cebolla con un poquito de aceite y programa 15 minutos a 165 °C (remueve a mitad de tiempo). Añade los pimientos, otros 15 minutos a 165 °C (remueve a los 7 minutos).
3. Cuando tengas la cebolla y los pimientos listos, mezcla con los pimientos del piquillo cortados en tiras pequeñas y las tres latas de atún (yo uso al natural, pero puedes poner el que quieras, siempre bien escurrido).

4. Añade el tomate frito (un bote comprado o puedes hacerlo tú siguiendo los pasos de la página 71). Remueve hasta que quede una pasta jugosa y ya tienes el relleno.
5. Corta una plancha de masa en cuadrados que quepan en la cesta de tu freidora de aire. Extiende el relleno sobre la masa. Cubre con la otra plancha y vuelve a cortar. Cierra todo el alrededor con pequeños pellizquitos. Asegúrate de que queda bien sellada para que no se salga el relleno.
6. Bate un huevo y pinta toda la superficie. Con unas tijeras, hazle unos cortes que van a servir de chimeneas para evitar que suba durante el cocinado.
7. Precalienta la freidora de aire 5 minutos a 200 °C.
8. Introduce la empanada y programa 15 minutos a 190 °C. A los 10 minutos, dale la vuelta para que se haga bien por las dos caras.

¿OTROS RELLENOS?

Las empanadas son como las empanadillas, combinan bien prácticamente con todo. Te recomiendo que pases por el siguiente capítulo, elijas el relleno que más te guste y lo pruebes con masa de empanada. Sin ir más lejos, yo lo he probado estos días con el de las empanadillas de pollo y queso, y no me ha podido gustar más.

EMPANADILLAS

Descubrir hace años que las empanadillas se podían hacer en el horno en vez de fritas supuso toda una revolución en mi vida.

Te pongo en contexto, soy millennial, nací a finales de los ochenta y en mi casa las cosas siempre se han hecho por ley fritas y rebozadas. Cuando me fui de casa, empecé a tener el control sobre lo que se cocinaba. No te voy a engañar, influyó mucho que en mi primer trabajo en televisión todas las chicas que triunfaban eran guapas y delgadas. Yo era una chica rellenita. Muy trabajadora pero rellenita. Bueno, que te puedes imaginar cómo empecé una guerra absoluta contra el aceite y la fritanga. Hacía absolutamente todo al horno o a la plancha, empanadillas incluidas. Ay, si hubieran existido las freidoras de aire…

Por suerte con los años me he dado cuenta de que en el equilibro está la clave y que no se puede restringir ningún alimento. Así que si estás leyendo esto y te sientes identificada con mi yo del pasado, no seas radical y come de todo de forma equilibrada, patatas y huevos fritos con aceite incluidos, que no pasa absolutamente nada. Eso sí, las empanadillas hazlas en la freidora de aire, que quedan brutales. Seguro que tienes tu receta de cabecera y solamente te interesan los tiempos y temperaturas. No obstante, te dejo algunos rellenos con los que vas a triunfar sí o sí.

❋ ❋ ❋

EMPANADILLAS DE ATÚN

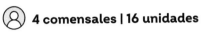 4 comensales | 16 unidades   ....

Receta clásica por excelencia. Mi madre las hacía con cebolla y yo de pequeña odiaba la cebolla, así que las hago sin cebolla. Te dejo las dos opciones por si eres del *onion team*.

INGREDIENTES

16 obleas para empanadillas
2 latas de atún al natural
2 huevos duros
150 g de tomate frito

½ cebolla (opcional)
1 huevo batido
AOVE

1. Pon a cocer los huevos duros 10 minutos o hazlos con la freidora de aire siguiendo los pasos de la página 103.
2. Si lo vas a preparar con cebolla, pícala muy finita y póchala a fuego suave con un poco de aceite en una sartén. Pela y trocea los huevos e incorpóralos a la sartén cuando la cebolla esté transparente. Añade el tomate y el atún. Yo no echo sal, porque son productos salados, pero si lo ves necesario, incorpora. Deja que reduzca un poco la mezcla y saca para que enfríe.
3. Rellena las empanadillas y cierra con cuidado. Presiona el borde con ayuda de un tenedor. Pinta con huevo batido.
4. Precalienta la freidora de aire 5 minutos a 200 °C.
5. Coloca las empanadillas en la cesta y cocina 8 minutos a 190 °C. Si al sacarlas están muy blanquitas por debajo, dales la vuelta y programa 2 minutos más.

EMPANADILLAS DE POLLO Y QUESO

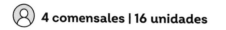 4 comensales | 16 unidades 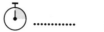 ....

Esta receta me la inventé para una publi que me salió con una marca de salsas y gustó tanto en mi casa que desde entonces mi madre solo las prepara así. Si no te gusta el picante, no les añadas la salsa y tendrás empanadillas de pollo y queso.

INGREDIENTES

16 obleas de empanadilla	2 o 3 cucharadas de salsa gaucha	sal y pimienta al gusto
½ cebolla	queso emmental rallado al gusto	AOVE
1 pimiento verde	1 huevo batido	
1 pechuga de pollo		

1. Corta la cebolla y el pimiento en tiras finas.
2. Precalienta la freidora de aire 5 minutos a 170 °C.
3. Coloca la cebolla con un poco de aceite en un molde de vidrio refractario o silicona y programa 15 minutos a 165 °C. Remueve a la mitad del cocinado.
4. Incorpora el pimiento y cocina otros 15 minutos a 165 °C. Remueve a la mitad del tiempo.
5. Añade la pechuga de pollo cortada en dados pequeños, salpimienta a gusto y vuelve a introducir 10 minutos a 170 °C. Remueve a la mitad del cocinado.
6. Pasado este tiempo, mezcla todo con la salsa gaucha. Se van a llevar la promo gratuita, pero la verdad es que me encanta y que en casa la usamos muchísimo, así que tenía que com-

partirlo contigo. El sabor no te lo puedo describir, porque es una salsa muy especiada y algo picante. Si no te atreves con ella, pon tomate frito o no le pongas nada.

7. Añade un buen puñado de queso emmental rallado y programa 5 minutos a 180 °C. Espera a que enfríe.
8. Rellena las empanadillas y pinta con huevo batido.
9. Precalienta la freidora de aire 5 minutos a 200 °C.
10. Introduce las empanadillas y programa 8 minutos a 190 °C. Si al salir están muy blanquitas por debajo, dales la vuelta y programa 2 minutos más.
11. Si la salsa te ha gustado de verdad, puedes servirla en un cuenco en el centro de la mesa para mojar las empanadillas en ella.

EMPANADILLAS DE CARNE

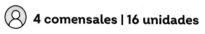 4 comensales | 16 unidades   ....

Las clásicas empanadillas de carne que nunca defraudan. Si te sobra relleno, te puedes preparar unos burritos.

INGREDIENTES

16 obleas para empanadillas	1 cucharadita de orégano
250 g de carne picada (ternera o mixta)	2 huevos duros
	50 g de aceitunas
1 lata de salsa de tomate (unos 200 g)	AOVE
	1 huevo batido
1 pimiento verde	sal y pimienta
½ cebolla	

1. Corta la cebolla y el pimiento en tiras finas.
2. Precalienta la freidora de aire 5 minutos a 170 °C.
3. Coloca la cebolla con un poco de aceite en un molde de vidrio refractario o silicona y programa 15 minutos a 165 °C. Remueve a la mitad del cocinado.
4. Incorpora el pimiento y cocina otros 15 minutos a 165 °C. Remueve a la mitad del tiempo.
5. Añade la carne picada, salpimienta al gusto, mezcla y programa 10 minutos a 170 °C. Remueve a la mitad del tiempo.
6. Agrega los huevos duros picados, las aceitunas, el tomate y el orégano.
7. Programa otros 10 minutos a 180 °C. Remueve de vez en cuando. Una vez frío, monta las empanadillas.

8. Precalienta la freidora 5 minutos a 200 °C.
9. Pinta cada pieza con huevo batido.
10. Coloca las empanadillas en la cesta y cocina durante 8 minutos a 190 °C. Si al sacarlas están muy blanquitas por debajo, dales la vuelta y programa 2 minutos más.

EMPANADILLAS DE VERDURAS

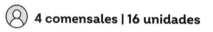 4 comensales | 16 unidades ....

El pisto de verduras queda bien con cualquier receta y en empanadillas es un auténtico manjar. Si no lo has probado nunca, es el momento.

INGREDIENTES

16 obleas para empanadillas	3 tomates maduros
½ cebolla	o un bote de tomate triturado
1 pimiento verde	1 cucharadita de orégano
1 pimiento rojo	sal y pimienta
½ calabacín	1 huevo batido
½ berenjena	AOVE
1 diente de ajo	

1. Puedes hacer el pisto en la airfryer siguiendo los pasos de la página 85.
2. Pica la cebolla y el ajo muy finitos y ponlos a pochar en una sartén con un poco de aceite a fuego medio/bajo hasta que la cebolla esté transparente.
3. Corta el resto de las verduras en daditos pequeños. Pela el tomate y tritúralo (puedes usar también un bote de tomate triturado).
4. Añade el pimiento a la sartén y deja que poche otros 15 minutos, hasta que lo veas blandito. Agrega el resto de las verduras y deja otros 10 minutos.
5. Ahora incorpora el tomate, el orégano y salpimienta al gusto. Tapa con la tapadera y deja reducir hasta que se vaya toda el agua. Cuando lo tengas, retira del fuego y espera a que enfríe.

6. Rellena las empanadillas.
7. Precalienta la máquina 5 minutos a 200 °C.
8. Pinta cada pieza con huevo batido y pon en la cesta. Programa 8 minutos a 190 °C. Si al sacarlas están muy blanquitas por debajo, dales la vuelta y pon 2 minutos más.

EMPANADILLAS DE PULPO

 4 comensales | 16 unidades   ....

El pulpo a la gallega es un manjar, de eso no hay duda, pero existen muchas más formas de preparar los cefalópodos. Por ejemplo, en empanadillas.

INGREDIENTES

16 obleas para empanadillas	queso de tetilla (o cualquier queso tierno fundente) al gusto
½ cebolla morada	AOVE
½ pimiento verde	sal
½ pimiento rojo	1 huevo batido
½ pimiento amarillo	
2 patas de pulpo	

1. Corta la cebolla muy finita y los pimientos en tiras. Puedes cocinarlos en una sartén a fuego medio con sal al gusto hasta que estén bien pochados o en la freidora de aire. Primero cocina la cebolla 15 minutos a 165 °C y después añade el pimiento otros 15 minutos a 165 °C.
2. Marca la pata de pulpo en la sartén o en tu freidora de aire, siguiendo los pasos de la página 165.
3. Corta el pulpo en trocitos pequeños e incorpóralo al pimiento y la cebolla ya pochados.
4. Prepara unos dados pequeños de queso de tetilla.
5. Monta las empanadillas con un poco de la mezcla de verdura y pulpo y pon un trocito de queso en el centro. Cierra con ayuda de un tenedor y pinta con huevo batido.

6. Precalienta la freidora de aire 5 minutos a 200 °C.
7. Coloca las empanadillas en la cesta y cocina 8 minutos a 190 °C. Si al sacarlas están muy blanquitas por debajo, dales la vuelta y pon 2 minutos más.

POSTRES

MANZANAS ASADAS

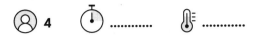

¿Te da pereza encender el horno para asar manzanas porque hace mucho calor? ¡También se pueden hacer en la airfryer! Y quedan igual de ricas. Te voy a dar la versión sin azúcar, pero si quieres, puedes añadir una cucharadita de azúcar sobre cada manzana.

INGREDIENTES

4 manzanas	4 daditos de mantequilla

1. Coloca las manzanas (sin el rabito y bien lavadas) en un recipiente cuadrado de cristal y añade un dadito de mantequilla sobre cada una.
2. Cocina 20 o 25 minutos a 175 °C. Cuando las saques, pincha con un cuchillo, si todavía no están blandas por dentro, cocina unos minutos más.

TRUCO

¿Te ha sobrado manzana? Lo más seguro es que la guardes donde la guardes se oxide. Para evitarlo, llena un recipiente con agua, exprime el zumo de medio limón, sumerge la manzana y mete en la nevera. Al día siguiente, cuando la vayas a comer estará como nueva.

PLÁTANO ASADO

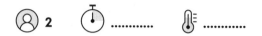

Este es un postre rápido y ultrafácil para aprovechar tus plátanos maduros. Quizá te pasa, como a mí, que un plátano a palo seco te da pereza. Así lo vas a devorar, te lo prometo. La idea me la dio mi amigo Sebastián, puedes encontrarle en @gourmetlikeme. ¡Gracias, amigo! Menuda adicción.

INGREDIENTES

- 2 plátanos maduros
- unas onzas de tu chocolate preferido
- crema de cacahuete al gusto
- chips de chocolate al gusto
- 1 bola de helado de vainilla

1. Precalienta la freidora de aire 5 minutos a 200 °C.
2. Introduce los plátanos en la cesta sin pelar y programa 5 minutos a 200 °C.
3. Abre la cesta y haz un corte longitudinal en cada pieza. Introduce unas onzas de chocolate por los huecos. Programa 2 o 3 minutos más a 200 °C.
4. Al sacar, pela un poco el plátano para poder poner el resto de los *toppings* (los que más te gusten). Los míos son crema de cacahuete y chips de chocolate.
5. No te olvides de emplatar con una bola de helado de vainilla.

¿Sabías que...?

Si cuando traes los plátanos de la frutería, en vez de dejarlos directamente en el frutero, cubres las puntas con papel film o papel de aluminio, vas a conseguir ralentizar el proceso de maduración y, por lo tanto, te van a durar más tiempo en óptimas condiciones. Eso sí, los plátanos siempre a temperatura ambiente, ¡nunca en la nevera!

PIÑA ASADA

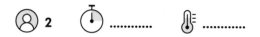

Reconozco que antes de tener la freidora de aire la única fruta que había comido asada era la manzana y porque me las solía hacer mi madre. Descubrir lo deliciosa que puede ser una piña asada y lo rápido que se hace, sin calentar la casa en verano con el horno, ha supuesto un antes y un después en mi lista de postres favoritos. La próxima vez que compres piña, acuérdate de preparar esta receta, que te va a encantar.

INGREDIENTES

2 rodajas de piña fresca
1 cucharada de canela en polvo

1 cucharadita de azúcar moreno

1. Esta receta es tan sencilla como mezclar la canela con el azúcar (las cantidades son totalmente al gusto) y rebozar las rodajas de piña por las dos caras.
2. Precalienta la máquina 5 minutos a 190 °C.
3. Coloca las rodajas en la cesta y programa 15-20 minutos a 180 °C. Pasados 10 minutos, da la vuelta para que se haga bien por las dos caras. Cuando veas que está blandita, la tienes.
4. Sirve con yogur griego o con un helado de vainilla, nata, limón…, ¡el que más te guste!

TRUCO

¿Sabes elegir una buena piña en el supermercado? Lo primero que tienes que hacer es tirar con suavidad de una de las hojas del centro de la corona. Si se desprende fácilmente, es que está madura, y si te cuesta mucho, está verde. Fíjate también en el color. Debería ser amarilla, tirando a dorada. Si ves manchas verdes es que aún le faltan unos días. A la presión, debería estar algo blanda, pero sin ceder, es decir, turgente. Y si tienes dos piñas del mismo tamaño y color, quédate con la que más pese, ya que cuanto más maduras están, más agua tienen en su interior.

TORRIJAS

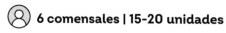 6 comensales | 15-20 unidades ....

Si eres amante de este postre tradicional, tienes que probar la versión en la airfryer. Quedan igual de jugosas que en la sartén y tienen mucha menos grasa.

INGREDIENTES

1 litro de leche	80 g de azúcar	1 huevo batido
la cáscara de 1 limón	1 barra de pan del	AOVE en espray
1 rama de canela	día anterior	

1. En una sopera combina la leche, el azúcar, la cáscara de limón (evita la parte blanca para que no amargue), una ramita de canela y pon a fuego medio. Antes de que comience a hervir, retira del fuego, tapa y deja infusionar unos 20 minutos.
2. Corta el pan en rebanadas de unos dos dedos de grosor. Cuando la leche esté fría, sumerge el pan. Tienen que quedar completamente empapadas.
3. Bate un huevo y baña las torrijas por las dos caras.
4. Precalienta la airfryer 5 minutos a máxima potencia.
5. Coloca las rebanadas de pan con cuidado en la cesta (puedes ponerlas sobre papel de horno para no manchar demasiado), echa un poco de aceite en espray para que doren mejor y cocina 5 minutos a 200 °C. Luego, dales la vuelta y programa otros 5 minutos a 200 °C. ¡Listas!

Te reto a que se las des a probar a alguien que no sepa que están hechas en la airfryer, seguro que no nota la diferencia.

VERSIÓN 2.0

Si quieres unas torrijas diferentes y deliciosas, conviértelas en Kinder-Torrijas.

INGREDIENTES PARA LA CREMA KINDER
---

200 g de avellanas tostadas
80 g de chocolate blanco
2 cucharadas de leche en polvo

---

1. Tritura las avellanas en una procesadora hasta tener una crema. No hace falta aceite ni ningún otro líquido. Parece magia, pero el calor de la picadora va a hacer que la avellana libere sus propios aceites esenciales. No necesitas mucho tiempo, a los 2 o 3 minutos debería empezar a formarse la crema. Para de vez en cuando para no quemar la batidora, baja el polvito para que todo esté en contacto con las cuchillas y verás cómo sale.
2. Prepara las torrijas siguiendo la receta anterior.
3. Luego, rellena con la crema Kinder, como si fuera un sándwich.
4. Puedes decorar la torrija con más crema, chocolate blanco, incluso con la chocolatina que da nombre al postre.

COULANT

6 comensales | 6 unidades   ....

Es el postre por excelencia de los amantes del chocolate, y no me extraña, porque es una auténtica delicia. Te traigo la receta clásica de mi madre, adaptada por mí (eso significa que he reducido cantidades de mantequilla, azúcar y harina). Se lo di a probar y le encantó, por lo que no notó los recortes, aunque, cuando se lo dije, me respondió que ella iba a seguir haciendo su receta.

INGREDIENTES

150 g chocolate para fundir	60 g azúcar
80 g mantequilla	90 g harina
4 huevos medianos	1 pizca de sal

1. Coloca el chocolate y la mantequilla en un recipiente de cristal refractario y funde en el microondas o al baño maría. Si utilizas la freidora de aire, hazlo a golpes de 30 segundos a 160 °C de temperatura. Abre la cesta, remueve y sigue hasta que esté completamente derretido.
2. Con ayuda de las varillas, bate los huevos con el azúcar e incorpora poco a poco el chocolate con la mantequilla. Añade una pizca de sal y la harina, tamizando poco a poco.
3. Cuando tengas una masa uniforme, ponla en moldes de silicona para coulant (llenando 2/3). Con estas cantidades deberían salirte 5 o 6 coulants. Llévalos 30 minutos al congelador.
4. Al tiempo de hornear, precalienta la máquina 5 minutos a 190 °C.
5. Cocina los coulants 10 minutos a 180 °C.

Te recomiendo que los hagas de uno en uno (al menos los primeros) para dar con el tiempo exacto con el que conseguir una explosión de chocolate al meter la cuchara. Si ves que 10 minutos es poco, pon un par de minutos más.

TRUCO PARA LIMPIAR LAS VARILLAS

Si evitas utilizar las varillas porque luego limpiarlas una a una es un dolor de muelas, aquí tienes el truco. Aplástalas con la mano para que te queden todas las varas en el mismo plano (como si fuera una media luna). Vas a ver lo fácil que es pasar el estropajo y limpiarlas todas a la vez. Te recomiendo que, si todavía no las tienes, te hagas con unas varillas de silicona. Son perfectas para sartenes o soperas antiadherentes, ya que no las rayan.

COOKIE GIGANTE SALUDABLE

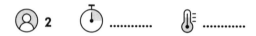

Si tienes algún plátano pocho y estás a punto de tirarlo, ni se te ocurra. Haz esta galleta y resuelve la merienda (tuya o de los más peques de la casa).

INGREDIENTES

- 1 plátano
- 1 huevo
- 1 cucharada de crema de cacahuete (opcional)
- 50 g de harina (o harina de avena)
- chips de chocolate al gusto

1. Aplasta el plátano con ayuda de un tenedor.
2. En un bol combina el plátano con el huevo, la crema de cacahuete y la harina (puedes usar de trigo normal o de avena).
3. Extiende sobre papel de horno, formando una galleta gigante (asegúrate de que cabe en la freidora de aire). Añade chips de chocolate por encima o trocea unas onzas de chocolate y echa los trocitos.
4. Precalienta la máquina 5 minutos a 185 °C.
5. Cocina la galleta 6 o 7 minutos a 185 °C.

HAZ TUS PROPIAS CHIPS DE CHOCOLATE

Si no tienes gotitas de chocolate en casa o no las encuentras de chocolate blanco, por ejemplo, o las quieres hacer de un chocolate bueno, con un porcentaje alto de cacao, puedes prepararlas en casa. Es facilísimo y, encima, más barato. Solo tienes que derretir el chocolate al baño maría o en el microondas a golpes de 30 segundos (puedes usar la airfryer siguiendo los consejos de la página 18). Introduce en una manga pastelera. Corta la esquinita (un agujero pequeño) y haz gotitas sobre una hoja de papel vegetal. Mete en la nevera un rato para que solidifiquen, y ya las puedes utilizar en cualquiera de tus postres.

BROWNIE

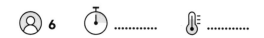

¿Sabes que el brownie es una receta que salió mal? Se les olvidó echar levadura al pastel, y ¡menos mal! Creo que es uno de mis postres favoritos.

INGREDIENTES

100 g de mantequilla	50 g de azúcar (se puede no poner porque el chocolate ya es muy dulce)	3 huevos
250 g de chocolate para fundir		70 g de nueces (opcional)
50 g de harina de repostería		

1. Derrite el chocolate al baño maría o en golpes de 30 segundos en el microondas. Si quieres usar tu airfryer sigue los pasos de la página 18.
2. Funde también la mantequilla.
3. En un bol mezcla los huevos con la mantequilla y el azúcar, y remueve hasta que se integren.
4. Después, añade la harina poco a poco, sigue mezclando.
5. Cuando la masa esté homogénea, agrega las nueces (opcional) y lleva a un molde apto para la freidora de aire. Procura que el brownie no tenga más de dos dedos de grosor para que se cocine bien. Con las cantidades que te indico es posible que te dé para dos hornadas.
6. Precalienta la máquina 5 minutos a 170 °C.
7. Programa 15 o 17 minutos a 170 °C. Si pasado el tiempo ves que la parte de abajo está poco hecha (a mí me pasó cuando

lo hice demasiado gordo), sácalo del molde, ponlo del revés en papel de horno sobre la cesta y cocina 3 o 4 minutos más. En internet aconsejan que pongas papel de aluminio por encima para cocinar esos últimos minutos. No me convence demasiado porque el papel puede volar con el aire y chocar con la resistencia y quemarse.

8. Sirve templado con una bola de helado de vainilla.

TRUCO

¿Estás en una casa de alquiler vacacional, tiene batidora, pero no encuentras el vaso de batir por ningún sitio? Si te digo esto es porque a mí me ha pasado varias veces. ¡Tengo la solución! Corta el cuello de una botella de plástico (las que son azul oscuro, no diré la marca, son perfectas) y ya puedes preparar el puré del peque, las tortitas del desayuno o un *smoothie* saludable.

CHURROS

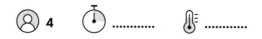

¿Es fin de semana y te apetecen unos churros para desayunar, pero te da pereza salir de casa? ¿Te encantan los churros, pero los evitas por el aceite? ¡Prueba a hacerlos en la freidora de aire! De nuevo, yo seré sincera contigo. No saben ni de lejos igual que fritos en la sartén. Lo de los milagros, todavía no lo hemos conseguido. Pero quedan muy apañados. Además, si no tienes churrera, es la única manera de que los puedas hacer sin que salten. Lo bueno de este postre es que se elabora con tres ingredientes que absolutamente todo el mundo tiene en casa: harina, agua y sal. Así que, si se te han antojado, no pongas excusas y ponte a ello.

INGREDIENTES

400 ml de agua
220 g de harina de trigo normal
½ cucharadita de sal

azúcar (opcional) al gusto
AOVE en espray

La receta clásica dice que pongas la misma cantidad de harina que de agua. Mi experiencia, después de haber preparado churros en el pueblo para toda la familia desde hace cuatro años, es que hay que añadir más agua que harina para que salgan crujientes por fuera y jugosos por dentro. Estas son mis proporciones. Si quieres preparar más o menos cantidad, no tienes más que hacer una regla de tres sobre mis cifras y sacar tus nuevas cantidades. Si las mates te cuestan, pregúntale a Alexa.

¡Ojo! No uses harina de fuerza. Probé una vez y fue un auténtico desastre porque los churros se deshacían.

1. Pon el agua en un cazo hasta que empiece a hervir.
2. Retira del fuego y añade la harina y la sal y remueve con una pala de madera. Al principio te va a costar un poco, no desesperes. Cuando empiece a enfriarse puedes ponerlo sobre la mesa y amasar. Tienes que conseguir una masa uniforme.
3. Si tienes churrera, introduce trocitos de masa y ve formando los churros. Si no tienes, como los vamos a hacer en la freidora de aire, puedes ir formándolos con la mano o con manga pastelera.

    ¡CUIDADO! Si los vas a freír en abundante aceite, hazlos siempre con churrera, ya que saca todo el aire de la masa y evita que los churros exploten. No te puedes imaginar la cantidad de mensajes que he recibido de personas con quemaduras importantes por no usar una churrera.
4. Si optas por la airfryer, precalienta la máquina 5 minutos a 200 °C.
5. Después, mete los churros, espolvorea con un pelín de aceite y cocina 10 minutos a 190 °C. Da la vuelta a los 6 minutos o así para que doren por las dos caras.
6. Cuando los saques añade un poco de azúcar para que con el calor se pegue. Acompaña de un buen chocolate a la taza, ¡y feliz desayuno!

SABICONSEJO

Si haces mucha cantidad, puedes congelar los churros en crudo. Ponlos en una bandeja sobre papel vegetal y congélalos. Cuando estén congelados, introdúcelos en una bolsa. Así, todas las mañanas puedes sacarte dos o tres para acompañar con tu café.
Para prepararlos no tienes más que meterlos en la cesta, directamente sin descongelar, y programar 15 minutos a 190 °C (sin precalentar). En esos 5 minutos que tarda en alcanzar la temperatura máxima se van a descongelar.

BIZCOCHO CLÁSICO

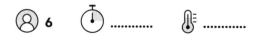

Este bizcocho te va a hacer viajar al pasado. Lleva solamente tres ingredientes y es tan sencillo que absolutamente todo el mundo es capaz de hacerlo. A mí me recuerda mucho al sabor de los bizcochos de soletilla, de hecho, la base es la misma.

INGREDIENTES

4 huevos	100 g de azúcar	120 g de harina

1. Separa la clara de las yemas de los cuatro huevos.
2. Monta las claras con unas varillas (eléctricas o a mano si quieres hacer deporte). Cuando estén semimontadas, añade la mitad del azúcar y continúa batiendo. Sabes que están cuando al darle la vuelta al recipiente las claras no se caen al suelo.
3. Monta las yemas con la otra mitad del azúcar del mismo modo, hasta que dupliquen su tamaño.
4. Ahora, incorpora poco a poco la harina a las yemas hasta obtener una pasta bastante espesa. Añade las claras montadas a cucharadas, mezclando con paciencia con movimientos envolventes para que no se bajen demasiado.
5. Cuando lo tengas bien integrado, pásalo a un molde apto para la freidora de aire. Te recomiendo que no sea demasiado alto para que no quede muy cerca de la resistencia y se queme la superficie antes de que el bizcocho esté terminado por dentro.
6. Precalienta la máquina 5 minutos a 170 °C.

7. Introduce el molde y programa 30 minutos a 160 °C. Si al pinchar con un cuchillo sale limpio, es que lo tienes.

TRUCO PARA SEPARAR LAS CLARAS DE LAS YEMAS

¡Deja de separar las claras de las yemas utilizando la cáscara del huevo! Puede ser peligroso, sobre todo si vas a hacer elaboraciones en crudo como el merengue, ya que las cáscaras son el principal foco de bacterias, como la salmonela. Lo más fácil es que te pongas el huevo en la palma de la mano y entreabras los dedos para que la clara se deslice hacia abajo, quedando la yema limpia. Si necesitas herramientas, utiliza una espumadera, casca el huevo sobre ella y la clara se irá hacia abajo, quedando la yema limpia. Otro truco es usar una botella de plástico; viene bien si se te ha caído la yema al bol de las claras. Aprieta la botella, para que haga un poco el vacío, pon la boca de la botella sobre la yema y suelta, para que el aire la aspire. Ya la puedes depositar con cuidado sobre el recipiente de las yemas.

BIZCOCHO DE LIMÓN

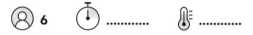

Esta receta es una de las muchísimas que uno de mis seguidores, Txus, ha compartido conmigo a lo largo de estos años. La verdad es que crear contenido a diario con recetas variadas no siempre es fácil. No te puedes ni imaginar lo que me ayudan las ideas que me pasáis. Txus es un superamante de la freidora de aire, tanto que merece la mención en estas páginas. ¡Gracias, amigo, por todas las recetas!

INGREDIENTES

- 2 huevos
- 1 limón
- 1 yogur de limón
- 2 medidas de yogur de leche
- 2 medidas de yogur de harina de trigo
- 2 o 3 cucharadas de azúcar (si eres muy de dulce, pon 1 o 2 medidas de yogur)
- 1 cucharadita de polvos de hornear
- una pizca de sal

1. Bate en un bol los huevos.
2. Añade el zumo de un limón, un poco de la ralladura, un yogur de limón y la leche. Incorpora dos o tres cucharadas de azúcar (o más si te gusta muy dulce). Pon también una pizca de sal y los polvos de hornear. Mezcla.
3. Una vez que tengas todo bien integrado, añade a poquitos la harina de trigo. Remueve y pon en un molde.
4. Precalienta la freidora de aire 5 minutos a 160 °C.
5. Introduce el molde con el bizcocho y cocina 30 o 35 minutos a 160 °C. Cuando al pinchar un palito salga limpio, lo tienes hecho. Es un bizcocho muy jugoso.

TRUCO DEL LIMÓN

Tienes varias mitades de limón en la nevera y se han quedado secas. ¡Todavía puedes darles una oportunidad! Mételas al microondas 15 segundos a máxima potencia, exprime y verás que por arte de magia han recuperado parte de su jugo.

FLAN

6 comensales | 6 unidades

Si eres de los que cuando van a un restaurante y hay postres caseros se piden el flan, tienes que probar esta receta. Yo pensaba que cocinado en la freidora de aire no saldría igual que al horno o al baño maría, pero la verdad es que el resultado es buenísimo.

INGREDIENTES

500 ml de leche	1 cucharadita de esencia de vainilla
4 huevos	
100 g de azúcar o 100 ml de leche condensada	1 cucharada de caramelo líquido por vasito

1. En el recipiente de la batidora combina la leche, los huevos, el azúcar o la leche condensada y la esencia de vainilla. Bate bien hasta que se mezcle todo.
2. Precalienta la máquina 5 minutos a 150 °C.
3. Puedes usar flaneras o moldes de silicona para muffins si tienes especiales para la freidora de aire. En el fondo de cada molde vierte una cucharada de caramelo líquido y colócalos en la cesta. Rellena con el flan, cierra y cocina entre 16 y 30 minutos a 145 °C. Te doy esta horquilla de tiempo porque todo depende de la cantidad de líquido que quepa en el recipiente. Yo he cocinado flanes en unos moldes de silicona especiales para hacer coulant en 30 minutos y en otros, que eran mucho más pequeñitos, en 18 minutos estaban listos. Mi consejo es que abras la cesta, pinches con un cuchillo y, hasta que no salga limpio, no los des por terminados.

¿Cómo hago el caramelo líquido?

Es tan fácil de hacer que merece la pena prepararlo en el momento en vez de comprarlo. Eso sí, ten mucho cuidado, no te quemes, que el caramelo te puede ocasionar un auténtico estropicio en la piel.

INGREDIENTES

100 g de azúcar	1 cucharadita de zumo de limón
4 o 5 cucharadas de agua	35 ml de agua muy caliente

1. En una sopera a fuego medio pon el azúcar y las 4 o 5 cucharaditas de agua. Deja que se disuelva, sin remover. Tardará bastante tiempo en coger temperatura y en dorarse, ten paciencia. Primero empezará a burbujear y poco a poco se irá poniendo de color dorado. Ten cuidado de no dejarlo demasiado tiempo para que no se queme.
2. Cuando veas que ya está, añade a chorrito 35 ml de agua muy caliente (casi hirviendo) y remueve con una espátula de silicona o de metal (cuidado con la madera, que está demasiado caliente).
3. Retira del fuego cuando tenga la consistencia deseada y deja enfriar.

TARTA DE QUESO

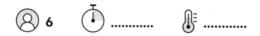

No podía faltar en este libro la receta de la tarta de queso de mi madre, eso sí, adaptada a la freidora de aire. Es la típica tarta horneada jugosita y superfácil de preparar y de comer. Sírvela de postre en cualquier comida o cena que tengas que preparar porque vas a triunfar.

INGREDIENTES

4 huevos
3 yogures naturales
250 g de queso crema
3 cucharadas de maicena

8 cucharadas de azúcar
mermelada de fresa o frutos rojos para decorar

1. Mezcla los huevos con los yogures y el azúcar (yo le añado la mitad de cantidad de azúcar, pero ya sabes que esto es cuestión de gustos).
2. Añade el queso crema y remueve o bate con la batidora.
3. Incorpora la maicena. Cuando lo tengas bien integrado, echa la mezcla en un molde. Te recomiendo que sea un recipiente apto para la freidora de aire más bien ancho y no muy alto para que no se queme la superficie de la tarta con la resistencia.
4. Precalienta la máquina 5 minutos a 180 °C.
5. Introduce el molde y cocina 25-30 minutos a 170 °C. Si te gusta poco cuajada y cremosita, vigila para que no se haga demasiado. Si te gusta muy hecha, probablemente tengas que ponerla unos minutos más. Si se te quema la superficie, puedes protegerla a mitad de tiempo con papel de aluminio, pero ten

cuidado, sujétalo bien, porque si vuela, tocará la resistencia y se puede incendiar.
6. Deja enfriar y decora con mermelada de fresa o de frutos rojos. Consérvala en la nevera, a mí me gusta muy fresquita.

TARTA DE QUESO ULTRAMEGALIGHT
BY EL AYUDANTHOR

Para hacer esta versión no necesitas la freidora de aire, pero mi marido lleva tantísimos intentos de hacer la tarta de queso con menos calorías de la historia que tenía que compartir sus resultados contigo (sobre todo porque está buenísima).

INGREDIENTES

- 1 paquete de galletas maría (sin azúcar)
- 150 ml de leche desnatada para la base de galletas
- 5 hojas de gelatina neutra
- 400 ml de leche desnatada
- 500 g de queso crema *light*
- 90 g eritritol o azúcar
- mermelada de fresa ligera o fresas naturales para decorar

1. Hidrata las hojas de gelatina en agua muy fría.
2. Tritura las galletas y, en vez de mantequilla, compáctalas en la base del molde con unos 150 ml de leche (ten cuidado, porque se pega un poco). Mete el molde en la nevera para que coja cuerpo.
3. En una sopera pon 400 ml de leche desnatada y 500 g de queso crema *light* y remueve hasta que casi empiece a hervir. En ese momento baja el fuego e incorpora la gelatina escurrida. No dejes de remover (el AyudanThor dice que siempre en la misma dirección).
4. Agrega el eritritol o el azúcar y sigue removiendo unos 5 minutos.
5. Retira del fuego, deja que temple un rato y rellena el molde. Mete en la nevera unas cuantas horas para que solidifique.
6. Al tiempo de servir, cubre con mermelada de fresa o pon unas fresas naturales a trocitos si lo quieres aún más *fit*. Es nuestra tarta favorita.

DÓNUTS DE PLÁTANO

3 comensales | 3 unidades

¿Tienes plátanos muy pochos que estás a punto de tirar? ¡Transfórmalos en dónuts! Son saludables, no llevan nada de azúcar añadida y están riquísimos.

INGREDIENTES

2 plátanos muy maduros
1 yogur griego natural (125 g)
100 g de harina de trigo o de avena
1 cucharadita de polvos de hornear
1 huevo
1 cucharadita de esencia de vainilla (opcional)
1 tableta de chocolate (blanco o negro)
1 cucharadita de aceite de coco

Con estas cantidades dan para 3 dónuts tamaño grande y 6 de los pequeños. Vas a necesitar un molde de silicona especial para dónuts (asegúrate de que cabe en tu cesta).

1. En un vaso de batidora pon los plátanos, el yogur, la harina, los polvos de hornear, el huevo y, si quieres, una cucharadita de esencia de vainilla. Tritura todo muy bien.
2. Precalienta la máquina 5 minutos a 180 °C.
3. Introduce el molde de silicona y rellena con la masa. Si lo haces fuera, al ser un recipiente muy blando, se te va a derramar todo el relleno.
4. Programa 15 minutos a 165 °C. Transcurrido el tiempo, pincha con un cuchillo, si todavía sale manchado, desmolda con

cuidado las rosquillas y dales la vuelta en el molde. Programa otros 5 minutos a 165 °C.

5. Espera a que se enfríen. Puedes comerlos tal cual o bañarlos en chocolate fundido con una cucharadita de aceite de coco.

> **TRUCO**
>
> ¿Sabes que puedes utilizar las varillas para sacar harina del paquete sin manchar nada? Introdúcelas dentro con fuerza, tira hacia arriba y el interior se habrá llenado de harina. Llévatelo todo sin miedo hasta el bol donde vayas a pesar la harina, porque no se va a caer, da unos ligeros golpes ¡y trasladada sin fugas!

PANES

PAN

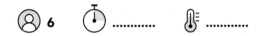

No soy experta panadera, ni mucho menos, pero durante los meses que estuvimos encerrados durante la pandemia hice lo que muchos, comprar levadura como una loca y probar mil recetas para hacer pan y otras masas. Después de muchos intentos, esta fue la receta que más me gustó y la que he repetido una y otra vez siempre que nos apetece comer pan en casa. Encontrarás en internet mil versiones de pan, elaboradas por expertos panaderos, pero si quieres probar la mía, te dejo el paso a paso. Te va a sorprender lo bien que queda en la freidora de aire.

INGREDIENTES

270 g de harina normal
300 g de harina integral
180 ml de agua

15 g de levadura fresca o 5 g de levadura seca de panadero
1 cucharada de aceite
1 cucharadita de sal

1. Templa el agua 15 segundos en el microondas y disuelve la levadura.
2. Pon la harina formando un volcán (mejor primero en un recipiente). Si quieres hacerlo solamente con harina blanca, puedes incorporar directamente 300 g de harina blanca. Añade el agua, el aceite y la sal dentro del volcán. El amasado se va a hacer prácticamente solo y te va a sorprender. Empieza mezclando los ingredientes y poco a poco inicia el amasado. A los dos minutos, deja la masa reposar 3 o 5 minutos. Al volver verás que se ha amasado sola. Vuelve a hacer lo mismo, amasa, estirando de un lateral y llevando la masa al centro. Hazlo cuatro veces,

por las cuatro *esquinas* de la bola, y vuelve a dejar reposar otros 3 o 5 minutos. Y de nuevo verás que se ha amasado ella sola. Realiza este proceso hasta que tengas una bola homogénea.

3. Espolvorea la bola con harina para que no se pegue, ponla en un recipiente limpio, cubre con un trapo y deja fermentar entre 40 minutos y 1 hora, hasta que doble su tamaño.
4. Pasado este tiempo, vuelve a poner la masa en la mesa y dale forma de hogaza. Para ello, lleva pellizcos de masa desde las orillas hacia el centro, como si estuvieras haciendo un saquito. Pon la bola en un trapo dentro de una cesta y cubre. Deja fermentar otros 30 minutos.
5. Precalienta la airfryer 5 minutos a 180 °C.
6. Coloca la hogaza en la cesta, hazle unos cortes en la superficie y programa 20 minutos a 170 °C. Pasado este tiempo, dale la vuelta y, si está muy blanquito por abajo, programa 5 minutos más a 170 °C.

¿Sabías que...?

Los cortes que se dan al pan justo antes de hornear sirven para que la corteza no se rompa, ya que la masa continúa creciendo dentro del horno. A esta técnica se le llama greñado y, además de facilitar el cocinado, también es seña de identidad del panadero. Cada uno tiene sus cortes favoritos y pueden considerarse la auténtica firma de los buenos artesanos. Además, antiguamente, servían para que en los pueblos cada familia pudiera identificar fácilmente sus panes, que se cocinaban en el horno común.

PAN DE HAMBURGUESA

👤 **5 comensales | 5 unidades**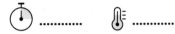

Estos bollitos triunfan en casa cada vez que los preparo. Las pocas veces que sobran, los congelo y así tenemos pan cuando nos apetece una burger casera. Siempre los había preparado en el horno, pero en la freidora de aire quedan igual de ricos.

INGREDIENTES

250 g de harina de trigo	3 g de sal
100 ml de leche	5 g de levadura fresca
1 huevo	de panadero
25 g de mantequilla	1 huevo batido
5 g de azúcar	semillas de sésamo para decorar

1. Templa la leche unos segundos, sin que llegue a estar caliente, y añádele la levadura.
2. Haz un volcán con la harina y en el centro introduce el resto de los ingredientes, menos la mantequilla. Amasa con paciencia. Si tienes robot, deja que lo haga por ti. Si no, a mano relaja mucho. Al cabo de 5 o 10 minutos tendrás una masa homogénea. Añade entonces la mantequilla a temperatura pomada y continúa amasando. Si lo haces a mano, en este momento te va a resultar más difícil porque es probable que se te empiece a pegar. No te frustres, vas bien. Sigue hasta que deje de hacerlo.
3. Cuando tengas una bolita uniforme, ponla en un bol, tápala con un trapo y deja fermentar a temperatura ambiente hasta que doble su tamaño. Suele ser 1 hora, aunque depende del calor que haga en tu cocina. En verano tardará bastante menos.

4. Ahora divide la masa en porciones. Con estas cantidades deberían salirte unas cinco. Haz bolitas y aplástalas para formar los bollitos. Hazlos más o menos del tamaño de una hamburguesa. También puedes hacer minibollitos.
5. Colócalos en una bandeja, la de horno siempre va fenomenal, cada uno sobre un cuadradito de papel vegetal de su tamaño. Así, cuando los muevas hasta la cesta de la airfryer, no se deformarán. Tápalos con un trapo y deja fermentar otros 40 minutos. Una vez que hayan doblado su tamaño, los puedes pintar con huevo batido y espolvorear unas semillas de sésamo.
6. Te recomiendo que vayas precalentando la freidora de aire un poco antes para que los bollitos no tengan que esperar demasiado, ya que corremos el riesgo de que la masa sobrefermente. Programa 5 minutos a 180 °C.
7. Coloca los panecitos en la cesta. Refrigera los que no te quepan hasta que les llegue su turno (en dos o tres tandas deberías tenerlos todos).
8. Cocínalos 10 o 15 minutos a 160 °C. Revisa hasta que encuentres el punto perfecto de dorado.
9. Deja que enfríen un poco y prepara tus hamburguesas como si fueran de restaurante.

KEVIN BACON

Si este nombre te suena más a hamburguesa que a actor de Hollywood, eres de los míos. Hubo una época, hace ya bastantes años, en la que tenía auténtica obsesión por esta burger. Tanta que intenté hacerla en casa con resultados bastante buenos. Aquí tienes el paso a paso, porque estos bollitos son dignos de una gran receta como esta.

INGREDIENTES

150 o 200 g de carne picada de ternera por hamburguesa	sal y pimienta
cebolla crujiente al gusto	queso cheddar en lonchas
3 lonchas de beicon por hamburguesa	salsa barbacoa

1. Saca la carne de la nevera al menos 30 minutos antes de que la vayas a cocinar para que esté atemperada y no quede fría por dentro (sobre todo si, como a mí, te gustan las hamburguesas que hacen mu).
2. Corta el beicon en tiras y cocínalo siguiendo los pasos de la página 139.
3. Salpimienta la carne y agrega un puñado de cebolla crujiente y el beicon.
4. Mezcla bien y da forma a las hamburguesas.
5. Hazlas a la plancha con una loncha de queso cheddar por encima para que funda. Acompaña con salsa barbacoa.

Nota
Sí, me acabo de dar cuenta ahora, escribiendo esta página, después de más de diez años comiéndola, que se llama Kevin Bacon porque lleva beicon...

BAGELS/DÓNUTS

 10-12 unidades .... 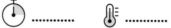 ....

Esta receta me la dio mi amiga y compañera de trabajo Mar Villalobos mientras estábamos confinados en la pandemia. Yo estaba aburrida en casa y ella acababa de grabar un reportaje con el maestro pastelero Oriol Balaguer en el que le enseñaba a hacer dónuts caseros. Le habían gustado tanto que me dijo: «Tienes que probarlos». El resultado es tan espectacular que me atrevo a decir que superan a los comprados. El caso es que esta masa sirve para dos elaboraciones: si la fríes con aceite, tienes dónuts, y si la horneas, bagels.

Mi recomendación es que hagas toda la masa y que prepares unos cuantos en la freidora de aire y otros fritos en la sartén. ¿Cuál te gusta más? Yo no me decido.

INGREDIENTES

430 g de harina floja
45 g de harina de fuerza
210 ml de leche
35 g de leche en polvo
125 g de huevos
40 g de azúcar
12 g de sal

125 g de mantequilla
15 g de levadura fresca o 5 g de levadura seca de panadero
aceite de girasol (si los fríes)
semillas de amapola
150 g de azúcar glas

1. Templa la leche (sin que llegue a estar caliente) y disuelve la levadura.
2. Bate los huevos y pesa las cantidades. Dependiendo del tamaño necesitarás dos o tres huevos. Guarda lo que te sobre para pintar los bagels antes de meter en la freidora de aire.

3. Mezcla todos los ingredientes menos la mantequilla y amasa un buen rato. Si tienes amasadora, úsala; esta es una masa un poco complicada porque se pega mucho. Cuando la masa empiece a ser homogénea, añade la mantequilla y continúa amasando hasta tener una masa elástica.
4. Forma una bola y mete en la nevera 12 horas para que haga una fermentación lenta.
5. Si vas a hacerlos todos en la freidora de aire, te recomiendo que, pasadas las 12 horas, saques solo la mitad y, cuando la tengas terminada, saques la otra. Si sigues mis consejos y vas a hacer también dónuts en la sartén, sácala toda. En cualquier caso, estira la masa con un rodillo hasta que tenga un grosor de entre uno y dos dedos. Con un vaso, corta círculos. Utiliza la parte ancha de la boquilla de la manga pastelera para hacer el agujero del centro. Corta cuadrados de papel vegetal para colocar en cada uno los dónuts/bagels. Con los sobrantes de la masa vuelve a formar una bola, estira con el rodillo y haz más rosquillas. Así hasta que termines la masa. Los agujeros los puedes reamasar o freírlos tal cual, te quedarán bolitas fritas sabor dónut. Deja que fermente todo tapado en una bandeja con un trapo, hasta que doble su tamaño (entre 40 minutos y 1 hora).
6. Precalienta la airfryer 5 minutos a 180 °C.
7. Pinta los bagels con huevo y espolvorea con semillas de amapola.
8. Colócalos en la cesta, con el cuadrado de papel vegetal, y cocina 5 minutos a 175 °C. Haz varias tandas hasta tenerlos todos.
9. Mientras se cocinan, puedes ir preparando los dónuts. Fríelos en aceite de girasol abundante, muy caliente. Que doren por las dos caras.
10. Deja secar sobre papel absorbente para retirar el exceso de grasa.

11. Prepara un glaseado con azúcar glas y agua (ve añadiendo cucharadas de agua al azúcar hasta tener una textura semilíquida).
12. Baña los dónuts en el glaseado. También los puedes sumergir en chocolate fundido: blanco, con leche o negro y decorar con sprinkles de colores.
13. Una vez preparados todos los bagels, los puedes congelar y sacar al tiempo de consumir. Rellena, por ejemplo, de salmón ahumado y queso crema.
14. Te prometo que no has probado nada igual y más casero.

¿SABES QUE PUEDES HACER SALMÓN AHUMADO EN CASA?

Bueno, en realidad ahumado no, marinado. Queda espectacular y sale bastante más barato que comprado.

INGREDIENTES

1 cola de salmón
200 g de sal gorda
200 g de azúcar
2 cucharadas de eneldo

la ralladura de 1 naranja
y 1 limón
aceite de oliva

1. Necesitas la misma cantidad de azúcar que de sal gorda. Te recomiendo que calcules a ojo en función del tamaño del salmón que vas a preparar, ya que tienes que enterrarlo por completo. Digamos que vamos a usar 200 g de sal y 200 de azúcar.
2. En un bol mezcla la sal, el azúcar, la ralladura de una naranja y de un limón y el eneldo.
3. Pon una buena capa de la mezcla en el fondo de un recipiente (del tamaño del salmón). Coloca el pescado sobre la cama de azúcar y sal y entiérralo con más. Ahora, cierra con papel film, ponle peso encima (unos cartones de leche, por ejemplo) y deja en la nevera 24 horas.
4. Pasado el tiempo, lava bien con agua y ya tienes salmón marinado. Corta lonchas finas y puedes guardarlo así o meterlo en un túper con aceite de oliva. Esto dentro del bagel casero es una auténtica delicia.

PAN DE PERRITOS CALIENTES, PAN DE LECHE Y BOLLICAO

👤 **8 comensales | 8 o 10 unidades**   ....

Esta masa nos permite preparar dos tipos de bollo diferente. Sin relleno tendremos los típicos panecillos de perritos calientes, listos para rellenar de salchichas. También podemos hacerlos más pequeños y presentarlos como panecillos de leche y rellenarlos de jamón y queso, por ejemplo. Y si les pones crema de cacao antes de hornear, estarás haciendo bollicaos caseros. ¿Con cuál te quedas? Yo aprovecharía y haría varios de cada.

INGREDIENTES

- 125 ml de leche
- 90 g de yogur natural
- 30 g de azúcar
- 15 g de levadura fresca o 5 g de levadura seca de panadero
- 450 g de harina
- 50 g de mantequilla
- 7 g de sal
- 1 huevo batido

1. Mezcla todos los ingredientes menos la mantequilla y amasa durante un buen rato, hasta tener una masa homogénea. Si tienes amasadora, te recomiendo que la utilices. Incorpora la mantequilla a punto pomada y continúa el amasado hasta que la masa esté elástica y no se pegue a las manos. Haz una bola, pon en un recipiente tapada con un trapo limpio y deja fermentar 1 hora (o hasta que doble su tamaño).
2. Quítale el aire a la masa y divídela en bolitas de unos 60 g cada una, cúbrelas de nuevo con el trapo y deja que fermenten unos 20 minutos.

3. Pasado ese tiempo, estira cada bola con el rodillo formando un rectángulo. Enrolla para formar los perritos o los panecitos de leche. Si quieres bollicaos, antes de dar la forma, rellena con una buena capa de crema de chocolate (tipo Nutella). Cuando los tengas todos, haz una tercera fermentación, de unos 40 minutos, para que vuelvan a crecer.
4. Precalienta la freidora de aire 5 minutos a 180 °C.
5. Pinta los panecitos con huevo batido. Te recomiendo que los que no te quepan en la cesta los metas en la nevera hasta que les toque su turno.
6. Cocina 8 minutos a 160 °C. Si ves que por debajo están muy blanquitos, da la vuelta y programa 2 minutos más.
7. Los que no vayas a comer, congélalos. Cuando los necesites, deja que se descongelen a temperatura ambiente, mételos unos minutos en la airfryer a 180 °C y los tendrás como recién hechos.

TRUCO

Si necesitas huevos a temperatura ambiente y no los has sacado a tiempo de la nevera, solo tienes que llenar un recipiente con agua caliente e introducir los huevos unos cinco minutos. ¡Listos!

PAN DE YOGUR

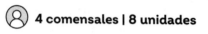 4 comensales | 8 unidades 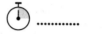 ....

¿No tienes pan en casa? Este es uno de los más fáciles que vas a preparar. Queda superjugoso y tierno por dentro y muy crujiente por fuera. Si lo comes todavía caliente es adictivo.

INGREDIENTES

200 g de harina
200 g de yogur griego

8 g levadura fresca o 3 g de levadura seca de panadero
1 cucharadita de sal

1. Mezcla todos los ingredientes.
2. Amasa hasta tener una bola homogénea y deja fermentar tapada con un trapo hasta que doble su tamaño (unos 40 minutos).
3. Divide la masa en 8 y haz bolitas que luego vas a aplastar un poco para formar los bollitos. También puedes hacer un pan grande. Cubre con el trapo y deja que vuelvan a fermentar hasta duplicar tamaño (otros 40 minutos).
4. Precalienta la freidora de aire 5 minutos a 180 °C.
5. Coloca los bollitos en la cesta y cocina 10 minutos a 160 °C. Programa unos minutos más por la otra cara si ves que siguen muy blancos.

TRUCO

¿Quieres untar un poco de mantequilla en el pan, pero está recién sacada de la nevera y, por lo tanto, demasiado dura? Utiliza el pelador. Corta unas láminas finísimas de mantequilla y ponlas sobre el pan. En cuestión de segundos se van a poner a temperatura ambiente, sobre todo si el bollito está caliente, y las vas a poder extender sin problema.

PAN DE CALABAZA

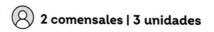 2 comensales | 3 unidades   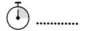 ....

Te confieso que hasta que me puse a hacer este libro nunca había hecho pan de calabaza, ¡y mira que he hecho panes en mi vida! Pues bien, es uno de los más fáciles y ricos que he elaborado. En casa, los bollitos que he hecho hasta el momento han desaparecido en cuestión de segundos. Quedan superjugosos y tiernos, no necesitan fermentación y la calabaza les da un toque dulzón muy sutil que les sienta fenomenal.

INGREDIENTES

250 g de calabaza asada
1 huevo
150 g de harina de trigo o de avena

1 cucharadita de polvos de hornear
1 cucharada de AOVE
1 pizca de sal

1. Asa la calabaza. Si quieres hacerlo en la freidora de aire, sigue los pasos de la página 68.
2. Pesa 250 g de la calabaza asada y tritura junto con el huevo, el aceite y un poquito de sal.
3. Añade poco a poco la harina y los polvos de hornear y empieza a amasar. Es probable que necesites algo más de harina, escucha a la masa. No obstante, te tiene que quedar bastante blandita. Cuando la tengas bien amasada, haz bollitos (con estas cantidades deberían salir dos o tres).
4. Precalienta la freidora de aire 5 minutos a 170 °C.
5. Introduce los panecillos en la cesta y programa 20 o 25 minutos a 160 °C. Cuando queden 5 minutos, dales la vuelta para que

se hagan bien por las dos caras. Si los quieres más tostados, programa unos minutos más.

TRUCO PARA EL PAN TOSTADO

Este es el truco de los trucos con pan. ¿Sabías que de una barra de pan dura puedes hacer panecillos tostados? Córtala en rebanadas de un dedo de grosor. Si está demasiado dura para cortarla, mójala primero un poco con agua. Precalienta la freidora de aire 5 minutos a 190 °C. Coloca los panes en la cesta y programa 10 minutos a 185 °C. A los 7 minutos aproximadamente, dales la vuelta. Quedan supercrujientes, perfectos para hacer montaditos de paté, queso o lo que quieras.

ÍNDICE DE RECETAS

Albóndigas	146	Croquetas de jamón	191
Alitas de pollo	129	Croquetas de pescado	198
Bagels/dónuts	304	Croquetas de pollo asado	196
Bastones de berenjena con miel	75	Cruasanes	226
Bastones de boniato	93	Crujiente de alcachofas y parmesano	95
Beicon crujiente	139	Dónuts de plátano	294
Berenjenas enteras	72	Dorada a la sal	178
Berenjenas rellenas	73	Empanada de atún	254
Bits caseros con pesto	208	Empanadillas de atún	259
Bizcocho clásico	286	Empanadillas de carne	262
Bizcocho de limón	288	Empanadillas de pollo y queso	260
Bolitas de mozzarella	248	Empanadillas de pulpo	266
Brownie	282	Empanadillas de verduras	264
Calabacín asado	77	Escalope de cerdo	143
Calabacín relleno de atún y queso	78	Espárragos verdes	66
Calabaza asada	68	Flan	290
Calamares a la andaluza	169	Gambas rebozadas	163
Cestitas de jamón	149	Hamburguesas de atún	186
Champiñones	64	Hojaldre invertido	228
Chips de kale	98	Huevos al plato	114
Chorizo, txistorra y longaniza a la brasa	151	Huevos benedict	112
		Huevos duros	103
Chuletitas de cordero	158	Huevos fritos	108
Churros	284	Huevos poché	110
Coliflor gratinada	88	Huevos revueltos	104
Conos	237	Huevos rotos	116
Cookie gigante saludable	280	Lasaña	210
Costillas a la barbacoa	153	Lasaña de calabacín	81
Coulant	278	Libritos	141
Croquetas de chocolate	200	Lomo de cerdo	148
Croquetas de cocido	193	Macarrones con tomate	205

ÍNDICE DE RECETAS 315

Manzanas asadas	271	Pisto	85
Masa para pizza	213	Plátano asado	272
Merluza a la plancha	180	Pollo al limón	137
Nachos rellenos	240	Pollo asado	123
Nuggets de pollo	131	Pollo no frito	125
Ñoquis	207	Pollo tikka	135
Palitos de patata	57	Pulpo a la brasa	165
Palitos de pollo	133	Queso cremoso para dipear	244
Palmeritas dulces	223	Ravioli de Calabacín	79
Palmeritas saladas	221	Rollitos de primavera	90
Pan	299	Salmón a la parrilla	175
Pan de calabaza	312	Salsa de tomate	70
Pan de hamburguesa	301	Sanjacobos de Calabaza	83
Pan de perritos calientes,		Saquitos de beicon y queso	246
pan de leche y bollicao	308	Saquitos de salmón con	
Pan de yogur	310	pasta filo	184
Pastel de atún	182	Secreto ibérico	155
Pastel de brócoli y queso	87	Sepia al ajillo	167
Patatas asadas	49	*Smashed potatoes*	55
Patatas bravas	53	Snack de garbanzos	252
Patatas *deluxe*	43	Tarta de queso	292
Patatas fritas perfectas	39	Tequeños	250
Patatas Hollywood	51	Tigres de mi yaya	173
Patatas paja	47	Torreznos	156
Patatas tipo chip	45	Torrijas	276
Pechuga a la parmesana	127	Tortilla francesa	106
Perritos calientes hojaldrados	230	Totopos	238
Pimiento	61	Volcán de mozzarella	216
Pimientos de Padrón	62	Wrap de aguacate y atún	235
Piña asada	274	Wrap de jamón y queso	233
Piruletas de parmesano	242	Zamburiñas	171